DU

CHOLÉRA-MORBUS.

NOTICE GÉNÉRALE SUR CETTE MALADIE. = SES CARACTÈRES ET SES PHÉNOMÈNES. = ITINÉRAIRE QU'ELLE A SUIVI DEPUIS LE BENGALE JUSQU'EN EUROPE, INDIQUÉ SUR UNE CARTE LITHOGRAPHIÉE. = SYMPTOMES QUI LA FONT RECONNAITRE. = INDICATION DES TRAITEMENS A SUIVRE DANS LES DIFFÉRENS CAS QUI SE PRÉSENTENT. = MESURES PRISES PAR LE GOUVERNEMENT POUR EN GARANTIR LA FRANCE. = FAITS ET OBSERVATIONS DIVERS RECEUILLIS SUR CETTE MALADIE. = RÉSULTATS GÉNÉRAUX.

(Extrait des meilleurs ouvrages publiés sur cette matière.)

PAR M. V. DE MOLÉON,

Ancien élève de l'École Polytechnique,

Directeur-Propriétaire du *Recueil industriel...... et des Beaux-Arts*.

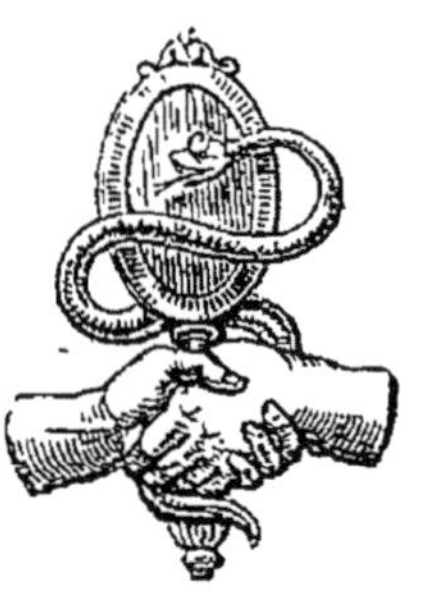

PARIS,

CHEZ L'ÉDITEUR, RUE GODOT-MAUROI, N° 2,
Et chez les principaux libraires de la Capitale.

1831.

nant des ports de la Russie sous les rigoureuses lois de la quarantaine ; et de peur que ces mesures de sûreté ne fussent point satisfaisantes, la quarantaine est étendue maintenant à tous les vaisseaux venant des lieux situés dans le voisinage des villes où règne le choléra.

Sans entrer dans l'examen d'une foule d'ingénieuses théories dans lesquelles on a essayé de prouver que le choléra dépend d'un état particulier de l'atmosphère, nous ferons observer que trente ans se sont écoulés depuis que le choléra a commencé ses ravages sous le funeste caractère qu'il a maintenant, et on ne peut pas citer une seule circonstance où l'atmosphère ait accru les progrès du choléra. Ce fléau a poursuivi sa marche à l'aide comme en dépit des vents. Tandis que régnaient au sud-ouest des vents d'une grande violence, le choléra a passé du Bengale à Decan, et il a persisté, malgré toute sorte de température, par un temps sec comme par un déluge de pluies périodiques, au milieu des orages comme au milieu des calmes, sous le soleil brûlant de l'Arabie comme au milieu des neiges de la Russie. Tout contradictoires que soient ces faits à la marche ordinaire des maladies qui dépendent de l'atmosphère, il existe encore d'autres faits, liés aux progrès du choléra, qui sont encore plus étonnans.

Suivant le cours des eaux navigables et la route des caravanes, cette épidémie s'est étendue dans l'Inde, le long des rives du Gange et de l'Hooghly. L'Arabie, la Perse et la Syrie furent infectées au moyen du golfe Persique, du Tigre et de l'Euphrate. Moscou reçut la maladie au moyen du Volga. La Chine, et d'autres parties de l'Asie orientale, reçurent l'infection de la mer, le choléra régnant surtout dans les villes situées sur ses rivages. D'accord en ce point avec les maladies contagieuses, le choléra a exercé les plus violens ravages dans les lieux où était rassemblé un grand concours de monde, dans les villes populeuses, dans les camps des armées, dans les localités fermées aux vents, dans les rues étroites et dans les maisons sales et peu spacieuses.

La marche successive de l'épidémie et ses haltes sont tout-à-fait pareilles à celles des maladies contagieuses, mais ne peuvent pas être influencées par l'atmosphère. La marche du choléra est de 10 à 18 milles par jour (3 lieues à 6), et souvent elle est beaucoup plus lente. Dans le Zillan de Nellore l'épidémie fit 32 milles en douze jours, et 80 milles dans les 27 jours suivans.

Le gouvernement russe est persuadé que le choléra fut introduit dans la province d'Orenbourg par des caravanes qui faisaient le commerce avec Orenbourg et Bockhara, entrepôt de l'Asie centrale. Pendant l'été de 1830, des Tartares, que le trafic amena à Moscou, annoncèrent la présence prochaine de l'épidémie; mais les habitans de cette ville, comptant sur les nombreux avantages de leur situation, n'ajoutèrent point foi à leurs paroles.

Tout à coup l'atmosphère se couvrit de masses énormes de petites mouches vertes, qui sont en

Asie les avant-coureurs de l'épidémie ; toutes les rues en furent remplies, et aussitôt que les habitans sortaient de leurs maisons, ils étaient couverts de mouches de la tête au pieds. On ne fit point cependant attention à ce phénomène, et on ne prit aucune mesure de sûreté, jusqu'à ce qu'on apprit que le choléra s'était montré dans Nijni-Novogorod. Alors on exigea des quarantaines rigoureuses, mais il était trop tard. Ceux qui fuyaient les lieux infectés apportèrent l'épidémie en même temps que les nouvelles de ses progrès. La consternation régna dans Moscou, et tout ce qui jouissait d'un peu d'aisance abandonna la ville; les hommes de l'art, frappés eux-mêmes de terreur, furent hors d'état de donner leurs soins aux malades.

Il est facile de concevoir la confusion et le désordre qui résultèrent d'un pareil état de choses. Tous les travaux furent suspendus, et les ouvriers restant sans ouvrage, le pillage et le meurtre vinrent aggraver une si triste situation. Au reste, le nombre des personnes attaquées ne dépassa pas six mille, et l'on remarqua que ceux qui ne se laissèrent pas aller au découragement, et qui ne suspendirent point leurs affaires, échappèrent à ce terrible fléau, à très-peu d'exceptions près. Les domestiques, les médecins et les soldats, chargés d'ensevelir les morts, ne furent nullement attaqués. Les symptômes de la maladie furent ceux du choléra-spasmodique de l'Inde. L'attaque en est d'une étonnante rapidité. On trouve dans l'histoire de cette épidémie de nombreux exemples de soldats en marche tombant au milieu de leurs rangs, et expirant aussitôt, comme frappés de la foudre, sans avoir eu le temps de prononcer une seule plainte. On a vu périr des ouvriers les outils à la main, les bramines dans leur lit, et les laboureurs à la charrue.

Les moyens de guérison qu'on avait employés avec succès dans l'Asie du sud eurent à Moscou un résultat contraire, et la saignée fut funeste dans un très-grand nombre de cas; mais un bourgeois de Smolensk ayant tenté avec succès les moyens de transpiration, les médecins suivirent cette méthode, et dès lors, dans le plus grand nombre des cas, la maladie se termina par la guérison.

L'épidémie fut cependant aussi mortelle en Russie qu'en tout autre lieu, en comparant le nombre des morts avec celui des malades; mais il faut remarquer que les malades furent beaucoup moins nombreux que dans les régions du sud. On ne sait s'il faut attribuer ce fait au climat, à la forte constitution des Russes ou à la rigidité de la quarantaine; mais la plus forte preuve qu'on puisse donner relativement à la contagion de la maladie et à la nécessité de recourir à la quarantaine, c'est que l'apparition de l'épidémie a toujours eu lieu immédiatement après l'arrivée des gens venant d'un pays où l'épidémie exerçait ses ravages. En Perse, les portes d'Ispahan se fermèrent devant une caravane qui paraissait infectée; cette caravane fut forcée de passer par Yerd. Peu de temps après, le choléra détruisit sept mille personnes dans ce lieu, et Ispahan échappa à ce fléau.

Le choléra est capricieux dans le choix de ses victimes. Les infirmes et les valétudinaires tombent les premiers sous ses coups; mais une santé forte ne garantit pas de ses atteintes. Les noirs ont souffert beaucoup plus de ce fléau que les blancs ; car on assure que plus de quatre millions d'Indiens ont succombé à cette maladie depuis l'année 1817. En terminant cette courte esquisse des progrès du choléra, nous répéterons que d'après tout ce que nous avons lu et entendu à ce sujet, soit que cette épidémie provienne d'une décomposition végétale, ou d'exhalaisons pestilentielles, ou même d'un état particulier de l'atmosphère, elle est décidément contagieuse. On sait qu'aujourd'hui un grand nombre de savans illustres sont d'avis que la peste et la fièvre jaune sont des maladies locales, et qu'elles dépendent d'un état particulier de l'atmosphère et des exhalaisons, et ces mêmes hommes ont une opinion toute contraire à l'égard du choléra.

Avec l'expérience que nous avons acquise aujourd'hui, que le choléra a poursuivi ses progrès pendant un grand nombre d'années dans les régions les plus froides comme les plus chaudes du globe, il est évident que se relâcher de sa sévérité dans l'observation rigoureuse des lois de la quarantaine serait le comble de la folie.

DEUXIÈME SECTION.

Caractères et phénomènes du choléra-morbus pestilentiel (1).

PAR M. MOREAU DE JONNÈS,

Membre et Rapporteur du Conseil supérieur de santé (2).

On possède des descriptions détaillées et nombreuses du choléra pestilentiel, faites en présence de la maladie, par des médecins distingués, qui ont eu des occasions multipliées de l'observer au Bengale, à la côte Coromandel, à la côte Malabar, en Perse, en Syrie, aux îles de France et de Bourbon, et récemment dans les provinces de l'Empire Russe. Ces descriptions ont pour bases une foule d'autopsies cadavériques et de recherches médicales exécutées avec courage, persévérance et habileté. On peut dire avec certitude que peu de

(1) Extrait du Rapport au conseil supérieur de santé du royaume, sur le choléra-morbus pestilentiel, ses caractères et phénomènes pathologiques, ses moyens curatifs et hygiéniques, son mode de propagation, sa mortalité et ses irruptions dans l'Indoustan, l'Asie orientale, l'Archipel indien, l'Arabie, la Syrie, la Perse, l'Empire Russe et la Pologne. — Un volume in-8° avec une carte. Paris, juillet 1831.

(2) Nous devons la communication de ce document à l'obligeance de M. Moreau de Jonnès.

maladies ont été l'objet de plus de nécropsies et d'investigations cliniques, et cependant il faut avouer qu'il n'en est point dont les causes soient plus obscures et les remèdes plus impuissans.

Le symptôme principal du choléra consiste dans des vomissemens et des déjections d'un fluide aqueux, sans saveur et sans odeur.

Ces évacuations sont ordinairement précédées d'un sentiment de plénitude et de douleur dans l'estomac, gonflement de l'abdomen, envie pénible d'aller à la selle; elles sont accompagnées d'oppression, constriction du cœur, soif et chaleur interne; les symptômes qui suivent ou qui ont lieu en même temps sont des crampes violentes commençant aux doigts et aux orteils, s'étendant aux poignets et aux avant-bras, aux jambes, aux cuisses, à l'abdomen et à la partie inférieure du thorax.

Concurremment avec ces signes, il y a diminution uniforme de l'action du cœur et des artères; affaissement du pouls aux poignets et aux tempes, jusqu'à un degré où il devient imperceptible; respiration laborieuse, embarrassée, avec soupirs et inspiration entrecoupés; apâlissement et refroidissement du corps, par l'effet du mouvement du sang, qui se retire vers les grandes cavités; sueurs froides, nuance plombée, bleuâtre, pourpre et livide de la peau; figure effarée, abattue, consternée; yeux fixes, vitrés, enfoncés dans leurs orbites, environnés de cercles noirs; lèvres pourpres ou livides; ongles d'une teinte bleue; bouche sèche et aride; langue blanche ou bleuâtre, tremblante; voix basse et dure.

Il y a soudainement une grande prostration des forces; les mains tremblent, l'action volontaire des muscles devient vacillante et incertaine; le malade ne peut marcher ou se tenir debout sans assistance; il devient faible comme un enfant, et tombe, s'il n'est soutenu, comme l'homme plongé dans une profonde ivresse.

Dans les individus d'une constitution faible, ou lorsque la maladie est d'une extrême violence, le terme de la vie survient bientôt : il n'y a aucun retour de la circulation ni de la chaleur animale. Les spasmes, les vomissemens et les autres évacuations se renouvellent fréquemment. La soif est continuelle et inextinguible; l'affaiblissement progressif et rapide; le malade est froid comme un cadavre; il cesse de vivre par degrés insensibles, ou bien une suite de spasmes l'emportent quelquefois au bout d'une heure, mais plus souvent après quatre, six ou douze heures de maladie.

Il y a beaucoup de variété dans la rapidité, l'ordre et les effets des symptômes qui semblent différer selon que le virus est plus ou moins concentré, ou selon la constitution des individus. Les vomissemens sont les plus fréquens et les plus prompts, puis les évacuations alvines, ensuite les crampes et les spasmes. Souvent néanmoins cet ordre est renversé, ou tous ces symptômes sont simultanés; ou bien leur développement est prévenu par la mort, et il n'en paraît aucun : l'homme atteint de la maladie tombe comme s'il était frappé par la foudre, et il expire à l'instant.

Le fluide des éjections est aqueux, transparent, blanchâtre ou légèrement cendré. Quelquefois il est vert, obscur comme une infusion de thé, visside, mêlé de mucus, et sa saveur est acide. Dans quelques exemples très-rares, il a été vomi de la bile; mais l'absence de cette secrétion, dans toute l'étendue du canal alimentaire, est l'un des caractères spéciaux de la maladie. La quantité des éjections est prodigieuse; elle semble plus grande que celle de toute la masse des fluides du corps humain.

Les spasmes sont extrêmement violens et causent une torture insupportable, celui qui les éprouve peut à pèine être contenu par quatre à cinq personnes.

Quand l'attaque du mal est repoussée par les forces de la vie, ou quand elle cède à quelques moyens curatifs les plus simples, les symptômes diminuent promptement de violence: un sommeil profond, une forte transpiration, sont les signes d'une crise heureuse. Une légère faiblesse, l'action irrégulière des intestins, une évacuation de bile, complètent la guérison. Quand l'invasion a eu plus d'intensité, le rétablissement est long et difficile, accompagné de débilité dans les organes, de paralysie de la vessie, de dyssenterie ou d'une hydropisie incurable.

L'autopsie cadavérique a fait reconnaître ce qui suit:

Tout le canal intestinal est pâle, mollasse, enflé

d'air et rempli d'une quantité étonnante de fluide blanchâtre ou trouble. L'estomac est contracté; sa substance dure et fréquemment épaissie, sa capacité vide ou remplie d'un fluide de couleur et consistance très-diverses, clair ou grumeleux, blanc, vert ou noir. Des ulcérations ou des taches rouges se trouvent parfois dans sa membrane, ainsi que dans les intestins.

Le foie présente des congestions, des inflammations, et une couleur plus sombre qu'à l'ordinaire.

Les autres organes nécessaires à la vie semblent n'avoir éprouvé aucune altération, notamment le cerveau; ils paraissent du moins n'avoir été affectés que sympathiquement.

La particularité la plus frappante de l'état des organes internes est l'existence, dans le canal alimentaire, d'une substance argileuse, qui semble déposée par le fluide trouble dont il est rempli, et qui tapisse, pour ainsi dire, sa surface. Cette substance est en une telle quantité, qu'entraînée au-dehors par les déjections, elle demeure comme un épais sédiment terreux sur le drap dans lequel le corps est enveloppé, quand la partie aqueuse du fluide s'est écoulée à travers. Ce singulier produit, sur lequel nous avons vainement cherché à obtenir d'autres particularités, ne caractérise pas moins le choléra pestilentiel que ne le fait pour la fièvre jaune la matière du vomissement noir.

Les médecins des armées britanniques, dans l'Inde, ont recueilli, dans leur pratique immense, les observations dont on s'est servi pour cette description;

et c'est la collection de faits qui est appuyée des témoignages les plus nombreux et les plus décisifs. Il importe toutefois de puiser à d'autres sources, et de montrer que le choléra, transporté à 2,000 lieues du pays de son origine, se montre avec les mêmes symptômes.

Lorsqu'en 1822 cette maladie ravagea la Perse, elle fut décrite par le docteur David Malhertienne, qui résidait à Téflis; son mémoire publié en arménien, sur l'autorité de l'archevêque Narsès, n'est pas connu en Europe. L'auteur, y résumant les observations faites dans sa pratique pendant l'irruption qui venait d'avoir lieu en Perse, dit que le choléra s'annonce par des douleurs à l'épigastre et spécialement au nombril; presque aussitôt surviennent des vomissemens et des selles, qui continuent jusqu'à exténuation. Les déjections sont d'abord des matières alimentaires, et ensuite un fluide albumineux plus ou moins viscide, dont la quantité est si grande qu'il semble formé de tous les fluides du corps attirés dans le système digestif par l'irritation violente qui s'y établit. Les symptômes secondaires sont : la diminution du pouls, qui est à peine sensible, l'injection des yeux, le refroidissement des extrémités, l'élévation de température du ventre, la prostration des forces. Si des secours prompts et appropriés ne réussissent pas à soutenir la vie, la mort arrive au bout de quelques heures.

L'auteur admet une seconde variété, dans laquelle la maladie débute par des crampes et des tiraillemens dans les membres. Des douleurs aiguës se font sentir dans les mains, surtout dans les doigts, dans les pieds et plus encore dans le gras de la jambe. Le vomissement et la diarrhée se joignent à ces symptômes au bout de quelques heures, ou seulement après un jour ou deux; ils sont moins opiniâtres que dans la première variété, et laissent conséquemment quelque espoir de sauver le malade. Mais dans tous les cas, on retrouve la même abondance de fluide aqueux constituant les déjections, le même affaissement du pouls, le refroidissement des extrémités et l'élévation de température de la région épigastique, la sueur froide et glacée des membres, l'extinction de la voix, et une telle rapidité dans les progrès du mal qu'un retard de quelques heures seulement dans l'intervention du secours suffit pour rendre nul tout moyen curatif.

Les recherches faites en Syrie, par M. Angelin, chirurgien de la marine, coïncident avec celles de M. Guys, consul du Roi à Tripoli; elles ne diffèrent en rien d'essentiel des observations du docteur Malhertienne, en Perse, quoiqu'il n'admette qu'une seule espèce de maladie, modifiée sans doute comme toutes les contagions, par la constitution des individus, l'ensemble plus ou moins complet des circonstances favorables à la propagation du principe délétère, et vraisemblablement aussi la quantité absolue ou relative de ce principe, ainsi que son mode d'absorption par les organes cutané ou pulmonaire.

D'après les investigations de M. Angelin, faites dans les ports de Syrie pendant la campagne de la corvette *l'Active*, dans le Levant, la maladie se manifeste tout à coup, sans aucun signes précurseurs, par une douleur aiguë, déchirante, atroce, dans la région épigastrique ; il survient presque aussitôt des vomissemens et des déjections. La prostration des forces est subite, la figure décomposée, la sueur froide, le pouls à peine sensible, et l'on cite plusieurs cas d'hémorrhagies nasales, comme dans la fièvre jaune et la peste. Tous ces symptômes se succèdent avec une rapidité si grande qu'on a vu des personnes périr en trois heures, et passer, dans ce court intervalle, d'une santé florissante à l'état d'un cadavre en décomposition. Cependant le capitaine du port de Lataquié assure qu'il était rare, pendant l'irruption qui désola cette ville, que les malades succombassent avant qu'il se fût écoulé sept, dix ou même vingt-quatre heures, après les premiers symptômes perceptibles de l'invasion.

Plusieurs témoignages se réunissent pour établir que, dans chacune des irruptions qui ont eu lieu en Syrie, de 1821 à 1824, l'intensité de la maladie fut constamment la même, et ne varia ni selon les époques ni selon les endroits infectés; ses symptômes offrirent invariablement la même violence, depuis le commencement jusqu'à la fin de chaque irruption.

Les préjugés populaires s'opposant dans les contrées orientales à l'ouverture des cadavres, on ne possède point de description autopsique qui fasse connaître l'action exercée sur les organes intérieurs, par le choléra pestilentiel, pendant ses irruptions en Perse et en Syrie; mais les progrès de cette maladie dans les provinces de l'empire russe nous permettent de comparer les effets produits par le même fléau sur les parties internes du corps humain, dans des régions séparées par une distance de près de deux mille lieues.

Dans l'irruption du choléra à Astrakhan, pendant l'automne de 1823, l'autopsie des individus que cette maladie fit périr offrit les caractères suivans : amas considérable de sang noir et caillé dans le crâne et les artères méningées, sérosité abondante dans les ventricules du cerveau, épanchement considérable de sang dans les poumons, qui à l'extérieur paraissaient sains; accroissement volumineux du cœur, dont la substance avait peu de cohésion; légère inflammation de la surface interne de l'estomac, qui était vide; inflammation très-vive des gros intestins et des intestins grêles, sang coagulé dans la rate et dans le foie qui étaient distendus.

Pendant le cours de la maladie, les symptômes furent communément ainsi qu'il suit, tant à bord de la flotte Russe, dans la Caspienne, que parmi les habitans d'Astrakhan : vomissemens violens et déjections alvines d'un flux séreux prodigieusement abondant; crampes douloureuses, poignantes, atroces, dans les membres; resserrement de la poitrine et du bas ventre; anxiété, soif ardente, agitation, tremblement continuel, refroidissement du corps, cessation des battemens du cœur et du pouls, coloration de la peau en brun foncé; suspension de la circulation du sang, qui refuse de couler quand on ouvre les veines; conservation des facultés mentales, ce qui permet aux malades de répondre avec justesse aux questions qu'on leur fait. Cessation de la vie quelques heures après l'invasion.

Le choléra s'est montré avec des symptômes identiques pendant l'irruption de 1830. Il est vrai que deux phénomènes pathologiques entièrement nouveaux ont été signalés; mais des doutes très-forts s'élèvent contre leur existence. L'un est la découverte de polypes, qui, au rapport de plusieurs médecins russes, se trouvent constamment des deux côtés, dans le centre des enveloppes de la moelle épinière; l'autre est l'absence d'acide acétique libre dans le sang des individus infectés, et la présence de cet acide dans les excrétions, qui en contiennent une quantité correspondant à celle manquant dans le sang. Cette découverte résulte des analyses chimiques de M. Kersmann, qui possède en Russie la réputation d'une grande habileté dans ces opérations; mais l'existence de l'acide acétique libre dans le sang humain est un fait nouveau, contesté par les plus savans chimistes de la France, d'après un ensemble de preuves qui le rendent au moins douteux.

Les résultats de l'autopsie cadavérique et de l'examen général des symptômes de la maladie permettent de conjecturer que l'estomac et les petits intestins sont le siége de l'action morbide. C'est constamment l'estomac qui est la première partie affectée, et ensuite les entrailles. La diminution de l'action du cœur, la suspension des sécrétions, et même l'état du foie et celui du crâne, semblent être seulement la conséquence des phénomènes qui ont lieu primitivement dans les organes de la digestion ; les crampes et la contraction paraissent en être les suites : on sait qu'elles sont fréquentes dans les entérites et les gastrites ; et qu'on observe souvent le tétanos et les spasmes des extrémités, parmi les symptômes de l'action qu'éprouve l'estomac dans les cas d'empoisonnement par l'arsenic, le sublimé, l'acide nitrique, ou par un usage excessif de liqueurs alcooliques d'une nature dangereuse. Il y a certainement une analogie frappante entre les symptômes du choléra pestilentiel, notamment son action sur l'estomac et les intestins, et les lésions violentes que produisent, dans les mêmes organes, les poisons qui y sont introduits.

Nous n'avons point appris que dans aucun pays on ait soumis à des recherches chimiques les parties qui sont le siége de la maladie, ni qu'on les ait examinées soigneusement avec le secours du microscope. Des motifs, que nous ne pouvons déduire ici, nous donnent quelque lieu de croire qu'on obtiendrait, de ce dernier moyen d'exploration, des notions importantes, et nous n'hésiterions pas à le recommander, s'il n'exposait au plus grand péril les hommes habiles et dévoués, qui seuls peuvent l'employer avec succès.

En suivant, dans un grand nombre d'irruptions, les phénomènes du choléra pestilentiel, on remarque quelques particularités dans le mode d'action de son principe morbifique.

Les femmes et les enfans sont moins exposés que les hommes à prendre la maladie ; et, lorsqu'ils l'ont contractée, ils y échappent plus facilement.

Quand le choléra reparaît dans un lieu qu'il a déjà visité, ses effets meurtriers sont moins étendus, et sa propagation est plus limitée que dans la première irruption ; et si l'on excepte quelques cas rares ou douteux, il n'attaque pas deux fois le même individu, malgré la réunion des mêmes circonstances qui l'ont déjà soumis à l'infection.

En voyant dans l'Indoustan les indigènes bien plus souvent atteints que les Anglais par le choléra pestilentiel, les médecins des armées britanniques crurent que les premiers étaient plus exposés que les seconds aux effets de la maladie, à cause de leur constitution faible et de leur mauvais régime. L'histoire des irruptions qui ont eu lieu en Russie et en Syrie ne confirme point cette opinion. D'après le témoignage oculaire de MM. Guys et Regnault, ce sont, comme dans les autres contagions, les hommes forts, les tempéramens les plus robustes, qui courent le plus de dangers. Les gens sobres, se nourrissant de végétaux, évitant toute espèce d'excès, et ne faisant usage d'aucun aliment d'une nature stimulante, ont paru plus souvent épargnés par la maladie que les autres habitans ; mais ces circonstances se retrouvent également dans les irruptions de la peste et de la fièvre jaune ; et elle sont expliquées par le moindre degré d'excitabilité des systèmes d'organes qui servent à l'absorption du principe contagieux. On a remarqué partout qu'il y avait beaucoup plus de chances favorables pour les personnes des rangs élevés que pour les dernières classes de la population d'échapper à la maladie, même en résidant dans une ville qu'elle ravage. Il est pareillement prouvé que les hommes oisifs, sédentaires, y sont moins exposés que les voyageurs et les artisans. On trouve la raison de ces anomalies dans le nombre plus ou moins grand des chances d'infection, qui correspond à celui des communications dans un lieu où le germe de la contagion est disséminé. Si les Indous sont plus souvent attaqués que les Anglais par le choléra, ce n'est donc pas parce que leur constitution est plus débile, mais bien plutôt parce qu'ils communiquent sans réserve avec des individus infectés. On peut croire aussi que la nudité de leurs corps les expose davantage à l'action immédiate du principe contagieux, dont l'absorption est déterminée par leurs ablutions multipliées, qui doivent exercer une action analogue à celle de la fraîcheur des nuits.

On avait cru d'abord que le choléra éprouvait quelques modifications par la différence des races d'hommes soumis à ses ravages, mais on n'a pas tardé à s'assurer que cette opinion était une erreur. Après avoir assailli indifféremment, dans l'Asie orientale, l'Indou, le Malais, le Chinois, l'Européen, il a pareillement exercé sa fureur dans l'Asie occidentale, sur l'Arabe, le Persan, le Syrien, le

Juif, le Turc et le Russe. Dans quelques cas, s'il a semblé épargner de préférence une classe d'habitans, les causes n'en sont point demeurées incertaines; on les a trouvées dans l'ensemble des circonstances qui éloignaient du danger des communications les hommes que la maladie paraissait respecter. Les Francs s'étant tous renfermés dans leurs demeures, pendant l'irruption de la maladie dans les villes de la Syrie, aucun d'eux n'en fut atteint. Plusieurs, au contraire, en furent victimes en Perse et dans la Mésopotamie, où nulle précaution ne fut prise pour se garantir de ce fléau; et c'est à cette fatale insouciance qu'est due la perte de l'un des plus savans archéologues de l'Orient, le consul anglais Rich, qui mourut à Schiraz, le 5 octobre 1821. On remarque en Syrie que les Turcs furent de tous les habitans ceux que la maladie attaqua en plus grand nombre, et pour ainsi dire de préférence. On peut croire qu'il n'en fut ainsi que parce qu'ils forment dans ce pays la majeure partie de la population, et que d'ailleurs la croyance qu'ils accordent au pouvoir suprême de la fatalité, leur fait mépriser le péril des contagions. Les Arméniens semblèrent souffrir beaucoup moins; au contraire, les Juifs de Tibériade éprouvèrent, en 1824, une grande mortalité, que tous les autres habitans de la Palestine attribuèrent à leur négligence et à leur défaut de propreté.

Les localités les plus différentes ne paraissent exercer aucune influence sur le germe du choléra, puisque ses symptômes et le phénomène de ses irruptions sont les mêmes à Mascate, au milieu des sables arides de l'Arabie, et à Bassorah, au milieu des marais de l'Euphrate ; à Latuquié, sur les bords de la Méditerranée, et à Kermashah, au centre de la Perse, à une distance de plus de 150 lieues de la Caspienne, du golfe Persique et de la Mer-Noire. Il a attaqué, sans varier aucunement dans ses caractères et sa violence, des villes situées comme Merdine, sur de hautes collines, éloignées de tout marécage et ventilées par un air très-sec, et il a éclaté dans plusieurs autres où, comme à Moussol sur le Tigre, l'atmosphère est chargée d'humidité. Il a frappé, sans distinction, les habitans des villages et ceux des capitales, les équipages des barques du Gange et du Volga, et ceux des vaisseaux de ligne des escadres russes et anglaises ; enfin, il s'est montré sous les mêmes formes dans les pagodes, les caravansérails, les monastères, les casernes, les prisons, les harems, les cases à nègres, les tentes et les palais.

Le docteur Salinas, qui réside à Alep, émet l'opinion que nous énonçâmes dans nos premiers rapports à la commission sanitaire centrale ; il croit que le climat n'influe en rien sur le choléra, et que cette maladie conserve la même intensité dans les pays froids et humides que dans ceux chauds et secs. En effet, elle est aussi meurtrière dans les provinces septentrionales de l'empire russe que dans les plaines sablonneuses de l'Yémen. Toutefois, il faut reconnaître qu'une température élevée est favorable à sa propagation ; c'est dans la saison chaude qu'elle a constamment éclaté en Syrie et dans l'Irak-Arabie. Pendant les quatre années qu'elle a régné dans ces pays, elle a toujours cessé l'hiver et reparu au printemps suivant. Cependant, par son irruption, au mois de janvier 1824, à Tibériade en Judée, la preuve est acquise qu'avec le secours de quelques circonstances favorables, qu'on ne peut encore que conjecturer, elle a le pouvoir de surmonter l'obstacle de l'abaissement de la température, et de se manifester en hiver, du moins jusqu'au trente-deuxième parallèle.

Les limites que semblent imposer au développement du choléra la condition d'une certaine température ne prouvent point que le danger soit nul ou moins grand pour les contrées situées sous une latitude plus élevée, puisque la chaleur y parvient, pendant un espace de temps plus ou moins long, à un degré suffisant pour faire éclore le germe de la maladie. C'est ainsi qu'en 1823 et en 1830, au milieu de la zone tempérée, sous le quarante-sixième parallèle boréal, dans une situation correspondant à celle de la Rochelle, la température estivale et même automnale a suffi pour donner au choléra le pouvoir d'éclater au milieu de la population d'Astrakhan, de s'y propager rapidement, et d'y conserver, pendant une irruption de trois mois, la même furie que sous la protection des chaleurs de la zone torride.

Une idée adoptée partout, et de tous temps, fait sortir spontanément les maladies contagieuses des pays humides, inondés ou marécageux; et l'on attribue au moins à l'état hygrométrique de l'atmosphère une grande influence sur leur propagation. Le choléra pestilentiel, né en 1817, dans le delta du Gange, semblait à cet égard comme la peste, qu'on prétend sortir des inondations de la Basse-Egypte, et la fièvre jaune qu'on imagine être produite par les palétuviers des Antilles; mais les faits repoussent cette erreur, et établissent que cette maladie est indépendante de l'humidité atmosphérique. Il ne peut rester le moindre doute en la voyant se répandre à Mascate et à Bahrein, dans la presqu'île Arabique, à Buschire, Schiras, Ispahan et autres villes de la Perse. Tout le monde sait que ces deux pays sont les régions habitées du globe dont la sécheresse est la plus grande, et qu'il ne s'y trouve ni marais, ni fleurs, ni forêts dont l'évaporation entretienne dans l'air quelque humidité.

Il ne paraît pas moins certain que le choléra pestilentiel est affranchi de la condition qui soumet la fièvre jaune à ne se propager que dans les couches les plus basses de l'atmosphère. Dans l'Inde, il a parcouru, en 1818, la province de Malwats, dont le plateau est élevé de plus de 2,000 pieds au-dessus du niveau de la mer, et dont les rivières descendent d'un côté dans l'Indus, et de l'autre dans le Gange et la Jumna; il a même pénétré dans la plaine du Népaul, qui, d'après Kirkpatreck et Crawfard, n'a pas moins de 5,000 pieds au-dessus de l'Océan indien. En Perse, il a ravagé, dans un espace de 80 lieues, le plateau calcaire très-élevé qui est entre Schiraz et Ispahan. En Arménie, il a pénétré jusqu'à Erzéroum, qui, d'après les opérations barométriques de Brown, est élevé de 7,000 pieds au-dessus de la mer, hauteur égale à celle de Mexico, et probablement supérieure à celle de toutes les autres grandes cités du globe, excepté Quito; il a même dépassé cette prodigieuse élévation, puisqu'il a paru sur les versans du Caucase, et qu'un prêtre catholique de l'Arménie, Dorn Bournab, nous apprend qu'en 1822 il s'est introduit dans les plus hautes habitations des religieux du mont Ararat.

C'est un phénomène, sans exemple peut-être, que cette propagation d'une maladie contagieuse dans les hautes couches de l'atmosphère; et si l'on en excepte le matlazahualt des Mexicains, dont la nature est encore un mystère, nous n'en connaissons point qui ne s'arrête, dans ses progrès, en arrivant sur de hautes montagnes, soit parce que la raréfaction de l'air y apporte obstacle, soit plutôt parce que la ventilation violente et continue des lieux très-élevés disperse les germes pernicieux, ou bien en empêche l'absorption.

En examinant les phénomènes pathologiques qu'offre le choléra pestilentiel, on est conduit aux résultats suivans :

1° Cette maladie présente plusieurs symptômes qui lui sont communs avec le choléra-morbus de nos climats, et qui lui en ont fait donner le nom; mais, elle en a d'autres qui lui sont propres, et qui, joints à son mode de propagation, à la grandeur et à la rapidité de ses effets, en font une maladie *sui generis*, l'une des plus désastreuses dont l'histoire du globe ait conservé le souvenir.

2° Ses caractères sont parfaitement identiques ou analogues, sur des points éloignés les uns des autres de deux mille lieues, et dans des pays situés sous l'équateur ou près du cercle polaire, dans l'intérieur du continent, ou sur le littoral des mers, au niveau de l'Océan et dans la région moyenne de l'atmosphère.

3° Au contraire des épidémies, qui, dépendant de la chaleur, de l'humidité, des exhalaisons des marais, paraissent à des époques fixes, elle se manifeste dans toutes les saisons; cependant la plus chaude est la plus favorable à sa propagation.

4° Ses phénomènes sont réguliers, successifs, identiques partout, tandis que ceux des épidémies varient selon la puissance des agens qui les produisent, et sont sans cesse changeant d'intensité, de formes, de rapidité, se convertissant même parfois en phénomènes qui constituent une autre espèce de maladie.

5° Ses caractères principaux sont : des vomissemens et des déjections d'un fluide prodigieusement abondant, des crampes et des contractions violentes des extrémités, des douleurs atroces de l'épigastre, l'inflammation de l'estomac et des intestins, symptômes qui ont la plus grande ressemblance avec ceux de l'empoisonnement.

6° Le principe du choléra est le même en Europe, en Afrique et en Asie, puisqu'il produit partout la même série de symptômes extérieurs et de lésion interne, en un mot la même maladie; qu'il attaque pareillement partout toutes les personnes, quels que soient leur âge, leur sexe, leur race, et qu'il n'est modifié ni par les différences des lieux, ni par celles des temps, ni même par celles des individus.

7° Au commencement, au milieu et à la fin de chaque irruption, il a le même degré de puissance, puisqu'il produit les mêmes symptômes et qu'il fait périr ceux qu'il atteint, avec la même rapidité et la même violence. Son déclin se manifeste seulement par une moindre force de propagation.

8° Son germe est, de tous ceux des différentes espèces de contagion, celui qui agit le plus promptement, puisque quelquefois l'effet mortel en est presque immédiat. Néanmoins on compte en général quarante-huit heures depuis l'instant de l'infection jusqu'à l'apparition des premiers symptômes. On sait que la fièvre jaune peut rester latente pendant vingt jours, la variole pendant seize, la peste pendant trente jours et même davantage, l'hydrophobie pendant trois mois et demi, etc.

9° Aucune observation n'a fait connaître encore dans quelle limite de temps est renfermée l'excrétion de la matière morbide, concrète ou vaporisée, qui produit la contagion. La rapidité de la maladie doit rendre cette période fort courte; mais aussi peut-on croire qu'elle commence presque avec l'apparition des premiers symptômes.

10° Cette rapidité des phénomènes du choléra

fait de cette maladie une contagion aiguë, comme la peste, la fièvre jaune, la variole, la rougeole, l'hydrophobie; tandis que la lèpre, les pians, la syphilis, la gale, sont des contagions chroniques.

11° Comme les maladies de la première de ces classes, le choléra n'attaque en général qu'une seule fois le même individu; il est du moins rare ou insuffisamment constaté qu'il en soit autrement. Cette immunité des personnes qui ont été atteintes antérieurement par les contagions, auxquelles elles sont exposées de nouveau, semble résulter d'une altération du système absorbant, qui, par l'effet de ces maladies, devient moins susceptible ou cesse tout-à-fait de l'être. Un phénomène analogue est produit par le séjour des prisons, la fréquentation des hôpitaux ou l'usage habituel de certaines substances vénéneuses.

12° Le degré d'aptitude à contracter la maladie diffère à l'infini, selon les constitutions, les âges, les sexes, le régime, les mœurs, les occurrences éventuelles de la vie, qui accroissent ou diminuent, par des effets permanens, prolongés ou fortuits, la puissance absorbante des tissus organiques, avec lesquels le germe de la contagion vient en contact.

13° Par ces différences physiologiques, il arrive que sur vingt personnes exposées au choléra pestilentiel, une seule en reçoit l'injection. On a trouvé pareillement, par la moyenne d'un grand nombre d'observations, que sur vingt-cinq individus mordus par des chiens enragés, un seul devenait hydrophobe.

14° Il en résulte également qu'il y a un plus grand nombre de chances d'échapper à la maladie, pour les femmes et les enfans que pour les hommes, pour les individus faibles et débiles que pour ceux forts et robustes, par un temps froid plutôt que pendant l'été, et surtout avec du courage et de la résignation plutôt que sous l'influence de la tristesse et de la peur.

15° On ignore complétement si le germe de la maladie s'introduit dans le corps humain par l'absorption cutanée, par l'absorption pulmonaire, ou par les organes de la nutrition. L'autopsie cadavérique semble indiquer cette dernière voie, puisqu'elle montre le siége du choléra dans l'estomac et dans les intestins; mais d'un autre côté, en voyant la contagion se propager avec une rapidité inouie parmi les populations de l'Inde, qui vivent sans vêtemens, on croit trouver dans cette circonstance l'indice que la maladie se contracte par la périphérie du corps. Toutefois, les observateurs ont cru devoir plutôt admettre, comme une conjecture vraisemblable, que le germe du choléra existe dans les émanations gazeuses échappées du corps des malades, et que, conséquemment, il se transmet par les voies de la respiration.

16° Il est vraisemblable que ce germe morbifique qui se reproduit dans le corps humain, par l'action assimilatrice des forces vitales, agit primitivement avec plus ou moins de violence, selon la puissance de ces forces et selon son énergie propre, qui peut-être n'est pas indépendante de sa quantité spécifique.

17° Aucune circonstance ne laisse présumer qu'il puisse se transmettre à l'air libre, au-delà d'une distance de quelques mètres ; et du moins, il est bien certain qu'il n'existe aucun fondement à l'assertion, qu'il peut être transporté d'un lieu à un autre, par les fluctuations de l'atmosphère.

18° Mais, dans les lieux où l'air est stagnant, tels que l'entrepont d'un navire, les salles de la plupart des casernes et des hôpitaux, l'intérieur des maisons, surtout dans les grandes villes, les germes du choléra s'accumulent, s'attachent aux personnes et aux choses, et propagent la maladie, par les unes et par les autres.

19° Le choléra éclate partout où ces germes sont portés, ce qui est le caractère propre des maladies contagieuses, tandis que les épidémies ne se manifestent que dans certaines localités, dans certains pays, où sont attachées leurs causes primitives.

20° Enfin, l'origine et la nature intime de ces germes sont totalement inconnus, comme celles des contagions répandues en Europe de temps immémorial, et qui, journellement, sont offertes à notre observation. L'expérience et l'étude n'en ont rien appris, et l'on doit les considérer comme l'un de ces mystères de la nature que la science ne peut dévoiler.

TROISIÈME SECTION.

Itinéraire du choléra-morbus, depuis le Bengale jusqu'en Europe.

1er Document extrait d'une Revue anglaise (1).

La nouvelle peste qui menace l'Europe est un sujet d'entretien dont l'intérêt pressant, actuel, l'emporte sur toutes les questions du moment. Non-seulement les journaux lui consacrent presque tous les jours un article, mais encore le roi d'Angleterre a cru devoir lui accorder un paragraphe dans son discours. Nous avons pensé que la *Revue de Paris* devait aussi payer tribut à la circonstance. Les médecins anglais, par leurs communications plus fréquentes avec l'Inde, ont pu suivre depuis plus long-temps que les nôtres les progrès du choléra; c'est à eux que nous empruntons la relation suivante de la marche de ce fléau, que nous eût peut-être apporté déjà le colosse moscovite si la généreuse Pologne ne lui eût opposé le cordon sanitaire de ses héroïques phalanges. Puisse cet admirable dévouement ne pas coûter à l'Europe des remords trop tardifs!

L'origine de certaines pestes est si ancienne, ou leur histoire si obscure, que nous ignorons complé-

---

(1) Cet article, inséré dans une revue anglaise, a été traduit et publié dans la *Revue de Paris*, auquel nous l'avons emprunté.
(N. du R.)

tement l'époque de leur première apparition. Telle est la petite-vérole, qu'on suppose avoir pris naissance en Asie, et qui a depuis parcouru presque toutes les régions du globe. D'autres, qui ont exercé jadis de terribles ravages, ont cessé d'effrayer le monde, et il ne reste plus d'elles que leur description dans les fastes de la médecine. Il en est enfin qui, étant comparativement modernes, comme la syphilis et la fièvre jaune, nous montrent que les maladies elles-mêmes sont soumises à un cycle progressif de croissance et de déclin.

Le choléra de l'Inde est aussi une peste moderne. Quoique différent par plusieurs symptômes du cholera d'Europe, il a été quelquefois confondu avec lui. Dans l'Indostan, le choléra-morbus a probablement toujours existé comme maladie endémique ou locale, comparativement bénigne, affectant un petit nombre d'individus en certaines saisons de l'année, en diverses parties du pays. Cette opinion se fonde sur les auteurs indous (1); mais rien n'indique que le choléra ait eu le caractère épidémique avant l'année 1817, à moins que nous ne consentions à conclure le contraire avec M. Scott (2), d'après l'étendue de pays qu'il parcourut, et d'après le nombre de malades qui en furent atteints avant la fin du dernier siècle. Quoi qu'il en soit de cette question, il est du moins certain que le choléra de

(1) Ancien ouvrage de médecine attribué à Dhawantari.

(2) *On the epidemic cholera*. Madras, 1824.

l'Inde ne saurait mériter d'être classé parmi les typhus pestilentiels du plus mauvais caractère avant les premiers jours d'août 1817, où il éclata avec une malignité encore sans exemple.

Débutant parmi les habitans de Jessore (voyez la carte), ville située à cent milles nord-est de Calcutta, le choléra-morbus parcourut en moins d'un mois le cours du fleuve jusqu'à la ville, en ravageant les villages qu'il rencontra sur son chemin. Avant la fin d'août, la population indigène de Calcutta fut attaquée, et dans les premiers jours de septembre la maladie se manifesta aussi parmi les Européens.

De janvier à mai 1818 la violence de plus en plus active du fléau s'étendit à travers le Bengale, depuis Silhet jusqu'à Cuttack, et plus intérieurement de l'embouchure du Gange jusqu'à son confluent avec le Jumna, sur un espace de quatre cent cinquante milles carrés.

Quittant le Bengale, le choléra se retira pendant quelque temps vers le bord occidental du Gange et du Jumna, se montrant sous sa forme la plus maligne à Benaras, où en deux mois il périt quinze mille personnes. A Allahabad il en succombait quarante ou cinquante par jour. L'épidémie se répandit bientôt sur les deux bords du fleuve, et partout la mortalité fut aussi considérable. Dans le canton de Gorriakpore trente mille personnes moururent en un mois, et ce fut successivement le tour de Lucknow, de Canwpore, de Delhi, d'Agra, de Muttra, de Meerat et de Bareilly.

Entre le 6 et le 7 novembre (1) le choléra avait atteint la grande armée qui avait été concentrée à Jubbulpore, Mundellah et Sauger, sous les ordres du marquis d'Hastings. Cette armée consistait en dix mille hommes de troupes anglaises et huit mille indigènes. La maladie ne fut pas moins fatale aux diverses divisions de cette armée que l'eût été le canon ennemi dans une longue bataille. En douze jours neuf mille hommes avaient cessé de vivre. Le thermomètre de Farenheit variait de quatre-vingt-dix à cent degrés. La chaleur était humide et étouffante, l'atmosphère d'un calme profond. Voici quelle fut la marche du choléra dans la division du centre de cette armée. Après s'être en quelque sorte glissé insidieusement pendant quelques jours parmi les derniers rangs des hommes à la suite du camp, il sembla tout à coup avoir acquis une vigueur nouvelle et éclata avec une violence irrésistible dans toutes les directions. Avant le 14 il avait envahi tout le camp, n'épargnant ni l'âge ni le sexe. Vieux et jeunes, Européens et Indiens, soldats ou hommes à la suite de l'armée étaient également frappés, également terrassés sous les coups de la mort. Du 14 au 20 la mortalité était devenue si rapide que les plus braves et les plus robustes s'abandonnaient au désespoir. On eût dit que le camp n'était plus qu'un vaste hôpital. Les officiers de santé, nuit et jour à leur poste, ne suffisaient plus

(1) *Bengal Medical Report.*

pour donner des soins au nombre toujours croissant des malades. Quel contraste offrait le spectacle de cette armée comparée à ce qu'elle était quelques jours auparavant ! Au bruit et au mouvement inséparables de l'agglomération d'une multitude d'êtres humains avait presque succédé un calme de mort. On ne voyait plus se mouvoir qu'un individu solitaire qui, d'un air inquiet et pressé, allait d'une division du camp à l'autre pour s'informer du sort de ses compagnons. On n'entendait plus que par intervalles les gémissemens des mourans, ou des accens de douleur sur les morts. Les indigènes, n'ayant plus d'autre espoir de salut que dans la fuite, désertaient en foule; mais leurs forces les trahissaient souvent en chemin. Les champs et les routes à plusieurs milles à la ronde étaient couverts des corps de ceux qui avaient emporté avec eux le germe de la maladie.

Il était évident qu'un tel état de choses ne pouvait durer long-temps encore. Si le choléra n'était immédiatement arrêté, il devait bientôt dépeupler le camp. En cette circonstance critique, le général décida heureusement qu'il fallait essayer un changement de lieu pour dernière ressource, et il fit un mouvement vers le sud-est. Au bout de peu de temps, le marquis d'Hastings annonça au gouvernement, par une dépêche, qu'après cinquante milles de marche il s'était enfin arrêté sur un terrain sec et élevé, où le fléau s'affaiblissait de plus en plus.

Le choléra se dirigea alors à travers le Deccan,

faisant quelquefois environ quinze ou dix-huit milles par jour, et demeurant en diverses stations pendant une période de deux à six semaines. Dans ce trajet, il atteignit Husseinabad, où la mortalité fut effrayante; puis il longea les bords du Nerbuddah jusqu'à Tanah, et traversa Aurungababad, Ahmenuggur et Paonah. Prenant la direction de la côte, il arriva à Bombay (1), ayant franchi la péninsule de l'Inde en une année, depuis son apparation à Calcutta.

Nous avons pu suivre ainsi les traces de ce fléau voyageur dans le pays qui le vit naître. L'ordre de sa marche, et les haltes accidentelles qu'il fit dans des villes très-peuplées pendant une époque définie, sont dignes de remarque, l'épidémie conservant encore aujourd'hui ces traits caractéristiques. Comme un fleuve à sa naissance, son cours fut alternativement direct ou dévié, uniforme ou momentanément interrompu; se montrant en divers lieux, non à la même époque, mais successivement, soit par le progrès graduel du principal courant, soit par quelques-unes de ses branches.

Tandis que l'intérieur de l'Indoustan était ainsi désolé, le choléra s'était répandu le long de la côte de Malabar et de Coromandel, et avait gagné Madras le 8 octobre (2). Là un trait nouveau et alarmant vint signaler ses progrès. On acquit la preuve de la possibilité de transporter la contagion par mer, dans

---

(1) *Bombay Medical Report.*
(2) *Madras Medical Report.*

son passage de Coromandel à l'île de Ceylan. Elle éclata à Candi, la capitale, en décembre 1818, avec plus de violence encore que sur le continent.

Le 15 septembre 1819, l'île Maurice se vit comprise dans les îles infectées, après l'arrivée de *la Topaze*, frégate venue de Ceylan, où l'épidémie régnait alors. L'équipage du navire semblait sain au moment de mettre à la voile; mais pendant le passage, le choléra avait tout à coup éclaté. A Port-Louis, cinquante personnes mouraient tous les jours; mais la maladie fut surtout confinée à la côte. Quoique dans l'hôpital de la ville il y eût quatre-vingt-quatorze morts sur cent trente-trois malades, la mortalité des plantations ne s'éleva pas au-dessus de dix ou quinze sur cent.

Dans l'île adjacente de Bourbon, le choléra commença le 5 décembre 1819. Le gouverneur avait adopté des mesures pour interdire toute communication avec l'île Maurice, ce qui n'empêcha pas deux bateaux des différentes îles d'entretenir des relations clandestines; et la contagion fut importée de cette manière. Sur deux cent cinquante-sept personnes qui en furent atteintes, cent soixante-dix-huit moururent.

Pendant les derniers six mois de 1819, le choléra, poursuivant sa route au sud et à l'est, avait envahi la péninsule indo-chinoise. Siam eut une large part dans cette calamité. A Bankok seulement il succomba quarante milles victimes. La contagion continua sa route sur Malaca et Singapore. On l'annonçait aux côtes nord de Java en avril, et pendant le mois de mai elle s'étendit avec violence dans l'intérieur de cette île.

La Cochinchine et Tonquin furent envahis en 1820. Au mois de décembre de la même année, le choléra-morbus entra en Chine, et commença ses ravages à Canton. Pékin le vit franchir ses portes en 1821; et pendant cette année et la suivante (1), la mortalité fut si énorme que l'on fut forcé de fournir, aux dépens du trésor public, les cercueils et les autres objets nécessaires aux funérailles des classes pauvres. Les personnes occupées de leurs affaires ou de leurs plaisirs, allant à cheval ou à pied, tombaient dans les rues, accablés par l'atteinte soudaine du mal, qui les rayait, en quelques heures, du nombre des vivans.

Nous retournerons maintenant à Bombay pour décrire la direction que prit l'épidémie vers le nord et l'ouest, en s'approchant des frontières de l'Europe; puis la route par laquelle elle traversa enfin l'empire russe pour menacer aujourd'hui les autres états européens.

En juillet 1821, la contagion fut exportée en Arabie par le commerce maritime de Bombay à Muscat (2). Dans cette dernière ville, le choléra détruisit soixante mille personnes, dont plusieurs expirèrent dix minutes après son invasion. Il s'étendit de là aux différens points du golfe Persique,

---

(1) *Rapport* du docteur Woizelcofsky, médecin de la mission de Pékin.

(2) *Letters from the East.*

à Bahrem, à Busheer et à Bassora. A Bassora il périt dix-huit mille individus, dont quatorze mille en quinze jours.

Du golfe Persique, le choléra pénétra dans les terres par deux directions, en suivant la ligne des communications commerciales. D'un côté il remonta l'Euphrate, à travers la Mésopotamie, jusqu'en Syrie, et le Tigre, de Bassora jusqu'à Bagdad; de l'autre, il se propagea en Perse. Dans la ville de Chiraz (1), dont la population est de quarante mille ames, seize mille en moururent dans les premiers jours. Parmi ceux-ci étaient le résident de la compagnie des Indes, Claudius-James Rich, auteur de deux mémoires sur les ruines de Babylone, et que Byron cite dans son Odyssée satirique de *Don Juan*. Il s'était couché le soir, ne croyant avoir qu'une légère indisposition, et le lendemain matin on le trouva mort dans son lit.

La contagion ravagea plusieurs provinces du nord et du midi de la Perse. Ispahan lui échappa, grâces à la mesure qui interdit aux caravanes l'entrée de la ville. Mais ces caravanes ayant pris la route qui passait par Yezd, ce fut Yezd qui paya cher cette visite, en perdant sept mille de ses habitans, morts du choléra. Pendant l'hiver suivant, le choléra s'assoupit dans la Perse et la Syrie.

Au printemps de 1822, les miasmes contagieux de la Syrie et de la Perse se réveillèrent avec une nouvelle activité. Mosul, Beri, Aentab et Alep

---

(1) *Lettre de John Carmick*, datée de Tabriz (Perse).

furent infectés. En Perse, pendant le mois de septembre, la maladie se répandit au nord de Teheran, dans tout le Kurdistan et l'Aderbijan.

Dans l'été et l'automne de 1823, Diarbekr et Antioche (1) furent attaqués, et le choléra ravagea plusieurs des villes situées sur les bords asiatiques de la Méditerranée. Il s'étendit aussi, au mois d'août, dans la direction opposée jusqu'à Baku, sur le bord de la mer Caspienne. Enfin, au mois de septembre, il atteignit la ville russe d'Astracan, à l'embouchure du Volga, où il éclata d'abord dans l'hôpital de la marine. Du 22 septembre au 9 octobre il mourut cent quarante-quatre malades, environ deux tiers de ceux qui avaient été attaqués. Les autorités prirent des mesures rigoureuses pour arrêter la contagion; mais elle continua à régner jusqu'à ce que l'hiver exerçât une influence favorable contre ses progrès. Elle ne reparut plus l'été suivant. L'hiver de cette même année détruisit aussi la branche syrienne de la contagion avant qu'elle fût parvenue en Egypte; mais des précautions sanitaires avaient été prises par le vice-roi, dans l'attente de son arrivée.

Quoique l'Europe fût délivrée du danger par la destruction complète ou l'épuisement de ces courans contagieux qui avaient pénétré à Astracan et aux frontières de l'Égypte, cependant le choléra continua à reparaître chaque été dans plusieurs

(1) *Lettre de J. Barker*, consul en Syrie.

des contrées déjà infectées, révélant que le froid de l'hiver avait, en général, la vertu d'arrêter son influence morbide sur le corps humain, mais non celle de détruire entièrement le miasme.

En 1822, le choléra reparut à Java (1) et fit périr cent mille personnes. Après avoir visité Ternat, Celebes et Banda en 1823, il parvint à Amboyne. Les habitans ne se souvenaient pas que cette maladie eût jamais existé dans les îles Moluques. Le choléra ravagea ensuite Timor, et pendant plusieurs années il poursuivit sa marche fatale en Chine (2), pénétra en Mongolie, et gagna les frontières de la Sibérie à la fin de 1826. En févrir 1827 il fut heureusement arrêté pendant que régna un violent vent du nord.

La Perse subit plus d'un retour du choléra depuis sa première invasion. En octobre 1829 il fit une invasion sérieuse à Teheran, résidence royale; mais la venue de l'hiver arrêta pour le moment ses progrès. La contagion ressuscita cependant vers le milieu de juin 1830 dans les provinces de Mazanderan et de Shirvan, sur la côte méridionale de la mer Caspienne. De Shirvan elle traversa la ville de Tauris et y détruisit cinq mille habitans. Ayant franchi la frontière russe elle s'avança rapidement dans l'intérieur, et, dans deux provinces, quatre mille cinq cent cinquante-sept individus en furent

(1) Rapports de Lesson.

(2) Allgemeine Zeitung.

atteints, dont il mourut plus d'un tiers. Le 8 août le choléra entra dans Tiflis. La population fut bientôt diminuée de trente mille à huit mille par les morts et les émigrations. Les habitans eurent aussi recours aux cérémonies et aux processions religieuses, qui, en rassemblant la multitude sur un même point, ne firent que favoriser la contagion.

Dans le même temps, le 1er juillet, la malheureuse ville d'Astracan fut de nouveau vouée aux dévastations du fléau, qui cette fois ne céda pas aussi facilement qu'il avait fait sept années auparavant.

Déjà la marche irrésistible de la contagion sur une vaste partie de la Russie avait fixé l'attention des médecins d'Europe et excité de justes alarmes parmi les membre éclairés de la société générale. Le choléra, ayant pénétré au cœur de l'empire russe, suivit le cours du Volga, qui étend ses eaux navigables sur les provinces les plus populeuses. La mortalité fut considérable parmi les cosaques du Don. Les capitales des différentes provinces depuis le Don jusqu'à Moscou furent successivement frappées. Enfin les habitans de Moscou apprirent que la contagion s'approchait d'eux et qu'elle était à Nijnei-Novogorod et à Saratoff. L'air s'épaissit tout à coup d'innombrables essaims de ces petites mouches vertes qu'on appelle en Asie les mouches de la peste; et un étudiant de Suratoff fut le premier atteint dans l'enceinte de l'université (1). Le

(1) Rehman, médecin de l'empereur. *Rapports de médecine russe.*

choléra fut déclaré le 28 septembre, ayant mis trois mois à parcourir une étendue de trois cents lieues d'Astracan à Moscou.

L'autorité décréta aussitôt des mesures énergiques pour secourir les malades et s'opposer aux progrès de l'épidémie. La ville fut divisée en quarante-sept départemens complétement isolés l'un de l'autre par des barrières et des gardes. On adopta toutes les restrictions et toutes les précautions recommandées pour la peste d'Égypte. Le 11 octobre, douze jours après l'invasion, on comptait deux cent seize cas de choléra-morbus, dont soixante-seize eurent une terminaison funeste. La mortalité dépassa cette proportion à mesure que la maladie étendit davantage son cercle. Le 10 novembre il y eut cinq mille cent sept malades, et les morts s'élevaient à deux mille neuf cent huit, c'est-à-dire à plus de la moitié. Mais il paraît que le nombre des malades ne dépassa pas sept mille; et depuis le mois de décembre la contagion n'alla plus qu'en s'affaiblissant.

Cependant la Pologne proclamait son indépendance, et l'orgueil russe vit un ennemi plus dangereux encore dans la liberté polonaise que dans le fléau qui s'était déclaré au cœur de l'empire. C'est avec l'armée de Diébitch que le choléra-morbus a depuis lors continué sa route de Moscou à Varsovie, en même temps qu'il se propageait par la Dwina jusqu'à la mer Baltique. Déjà le bruit s'est plus d'une fois répandu qu'il avait pénétré à Breslaw, à Stettin, dans la Gallicie autrichienne. Son front d'attaque bien connu a deux cents lieues de développement, de Jassy à Dantzick; en quelques mois il peut être sur le Rhin; mais c'est par nos communications maritimes avec Dantzick, Kœnisberg, Memel, Liebau et Riga, que nous risquons de le voir plutôt encore exporté dans l'Europe méridionale. Il ne lui faut que dix jours pour arriver de la Baltique dans la Manche.

Ses ravages s'exercent principalement aujourd'hui à Varsovie et à Opalow, dans le palatinat de Sandomir. Il a éclaté à Radem, à Biala, à Lecryca.

Il nous reste à fixer les limites géographiques des premiers progrès du choléra-morbus dans ses diverses directions. Du Bengale, son berceau, il se porte vers le sud à l'île Maurice et à l'île Timor, près de la Nouvelle-Hollande; vers le levant, à Kuku-Choton, ville russe à l'est de Pékin; vers le nord, aux frontières de la Sibérie et à Astracan; vers le couchant, à Moscou: portion du globe dont l'étendue équivaut à soixante-dix degrés de latitude et cent degrés de longitude.

Si nous considérons les traits pathologiques de l'épidémie, il n'est rien de plus remarquable que le grand nombre de morts, et la rapidité avec laquelle les victimes succombent. Les climats éloignés du Bengale et les plus dissemblables n'ont point diminué la mortalité, comparativement au nombre des malades. A Moscou il en périt la moitié. Cependant en général l'hiver y commence en novembre, et le choléra ne s'y développa que le 28 septembre. Il faut dire, il est vrai, que les mois d'octobre et de novembre ont été cette année moins froids que de coutume en Russie, et que les hivers doux sont les moins sains dans les latitudes froides.

Une grande question divise encore le monde médical : le choléra-morbus est-il seulement épidémique? est-il contagieux ? est-il l'un et l'autre?

La ligne de démarcation entre la contagion et l'épidémie est souvent si légère qu'il sera toujours plus prudent de prendre à peu près les mêmes précautions sanitaires contre les typhus épidémiques et contre les typhus contagieux. Voici quelques réflexions sur l'histoire de la maladie, qui peuvent éclairer les non-contagionistes.

1° Le choléra-morbus a tout aussi souvent voyagé contre qu'avec le secours du vent. Ce fut par un vent de sud-est très-violent, qui souffla dans la même direction pendant trois mois, qu'il passa du Bengale à Deccan. Il a régné avec toutes sortes de constitutions atmosphériques : avec des saisons pluvieuses ou sèches, avec des temps d'orage et des temps calmes, sous le soleil brûlant de l'Arabie, parmi les neiges de l'empire russe.

2° Preuves plus frappantes à l'appui d'un principe contagieux : le choléra-morbus a suivi en général très-régulièrement les grandes routes des communications de peuple à peuple, le cours des eaux navigables, les traces des caravanes. Dans l'Inde, il s'est propagé le long des rives du Gange, du Hooghly, du Jumna et du Nerbudda. Il a pénétré en Arabie, en Perse, en Syrie par le golfe Persique, le Tigre et l'Euphrate. Moscou l'a reçu par le Volga. La Chine, les autres contrées de l'Asie orientale et les îles ont été envahies par les relations de leurs ports et de leurs villes maritimes. Par analogie avec les pestes contagieuses, le choléra-morbus a été le plus terrible là où il a rencontré des agrégations d'hommes plus nombreuses et plus concentrées, les villes populeuses, les camps, les localités mal aérées, les plaines basses, les rues étroites. Les haltes progressives de sa marche accusent encore une origine contagieuse plutôt qu'atmosphérique. Il parcourt, terme moyen, de quatre à six lieues par jour, quelquefois moins cependant, comme dans le zellah de Nellore, où il ne fit que quinze lieues en douze jours.

Le gouvernement russe fut persuadé que le choléra était parvenu dans la province d'Orenburg avec les caravanes qui font le commerce entre Orenburg et Banckora, entrepôt commercial de l'Asie centrale. Les médecins russes ont tous traité le choléra comme contagieux. L'empereur Nicolas lui-même, qui était allé encourager de sa présence les habitans de Moscou pendant l'invasion de l'épidémie, subit, à son retour à Saint-Pétersbourg, toutes les ablutions de la quarantaine.

Enfin le choléra-morbus a presque toujours paru à la suite d'une ou plusieurs personnes arrivant d'un pays où il régnait. Ispahan s'en préserva en fermant ses portes aux caravanes qui le portèrent à Yezd (1).

---

(1) Une chaîne de galériens ayant introduit le choléra-morbus dans les prisons de Permski, la ville s'en est préservée en traçant autour des prisons un cordon sanitaire. Il paraît qu'en s'isolant de Saratoff,

Capricieux dans le choix de ses victimes, n'épargnant pas les santés les plus robustes, le choléra choisit de préférence les infirmes et les personnes faibles. Il est plus terrible pour la population noire que pour la population blanche.

Nous venons d'esquisser son itinéraire depuis l'Inde jusqu'à Varsovie. Gloire à nos médecins qui sont en Pologne comme l'avant-garde de la France libérale, et dont les soins habiles ont déjà prouvé qu'on pouvait combattre avec succès ce typhus pestilentiel.

Rapports sur le choléra-morbus faits par le collége des médecins à Londres.

Les journaux anglais publient deux rapports faits au Conseil privé du Roi au sujet du choléra, d'après un recueil de matériaux qui ont été imprimés par ordre du Parlement. Ce ne fut qu'au commencement de cette année que le gouvernement anglais chargea le docteur Walker, qui se trouvait alors en Russie, de lui faire parvenir les renseignemens les plus exacts possibles sur les causes, les symptômes et le traitement de cette maladie redoutable. En conséquence, le docteur se rendit à Moscou et dans d'autres lieux de l'empire russe où le choléra exerçait ses ravages.

---

la colonie allemande de Sarepta est restée à l'abri de la contagion, malgré l'extrême voisinage.

Le docteur Walker envoya de Moscou son premier rapport, le 18 mars; à cette époque, la maladie avait presque cessé, et M. Walker ne trouva que peu de malades. Cependant, d'après ce qu'il observa, et d'après les assertions d'hommes experts qu'il consulta, il se détermina à conclure que la maladie en question est le vrai choléra de l'Inde; quant au reste, il ne put arriver à un résultat satisfaisant. La plupart des médecins de Moscou qui avaient observé la maladie, s'accordaient toutefois à déclarer que dans leur opinion le choléra n'est pas contagieux.

M. Walker visita plusieurs endroits sur le Wolga qui avaient été ravagés par ce fléau, et revint à Pétersbourg, d'où il data son second rapport au gouvernement anglais, le 29 avril. Dans son voyage à la suite des traces du choléra, ce médecin paraît avoir gagné la conviction que le choléra est contagieux. Je trouvais, dit-il, partout les médecins convaincus que le choléra avait été introduit par les bateaux qui avaient remonté le Wolga depuis Nijnei-Novogorod.

Extrait du deuxième rapport du collége des médecins.

Le choléra s'est manifesté à Astracan, non loin de l'embouchure du Wolga, le 20 juillet 1830, immédiatement après l'arrivée en cette ville d'un vaisseau parti du port de Bacou, situé sur la côte occidentale de la mer Caspienne. Durant la traversée il était mort huit hommes à bord de ce bâtiment. D'Astracan le choléra se répandit dans la direction de Gourieff et le long de la rivière Owrab. En même temps, il s'avança vers le nord, et suivit le cours du Wolga, infectant successivement toutes les villes situées sur les deux rives du fleuve, jusqu'à Yaroslaw. Au commencement les personnes frappées par le choléra se trouvaient être toujours des bateliers.

Un fait digne de remarque, c'est que, pendant que le choléra s'étendait dans le nord, il pénétrait en même temps dans le sud, en suivant le cours du Don jusqu'à la mer d'Azoff et aux côtes de la mer Noire.

Le choléra se manifesta à Moscou dans la première ou la seconde semaine du mois d'octobre. On prétend qu'il pénétra dans cette ville, de Saratow, située sur le Wolga, et où ce fléau exerçait de grands ravages. Il régna à Moscou pendant la froide saison; il s'était montré dans le sud de la Russie aux mois les plus chauds de l'année. On établit une quarantaine de Moscou à Saint-Pétersbourg, et le choléra ne franchit jamais ces limites; mais sur une autre ligne de Saratow à Saint-Pétersbourg, où la quarantaine n'existait pas, ce terrible fléau s'avança jusqu'à Tikhvin, à la distance de 160 milles environ de la capitale de l'empire russe. Mais la quarantaine ayant été établie sur ce point, le choléra s'arrêta.

Nous ferons remarquer que la colonie morave de

Sarepta, située sur la rive droite du Wolga, plusieurs colonies allemandes du gouvernement de Saratow autour desquelles le choléra sévit avec une grand fureur, et l'école militaire des cadets à Moscou ne furent nullement atteintes par ce fléau; les plus sévères précautions avaient été mises en usage dans ces lieux pour empêcher toute communication avec la population d'alentour.

On n'a pas pu découvrir comment la maladie s'introduisit dans la Volhynie et la Podolie; il paraît qu'elle a suivi les grandes lignes de communication entre les districts russes du sud et ces provinces, et qu'elle a accompagné dans cette direction la marche des armées.

Le choléra se manifesta dans le commencement du mois de mai sur la route entre Posen et Varsovie, et dans l'armée du grand-duc Michel; peu après à Praga, à Varsovie et dans les armées polonaises. Un rapport fait par le comité de santé de Varsovie, transmis au gouvernement français, et de là au gouvernement de ce pays, donne l'état des malades pendant sept jours dans les hôpitaux de Varsovie et dans le voisinage.

Les dernières nouvelles qui nous soient parvenues nous apprennent que le choléra a gagné les ports de Riga et de Dantzig, et qu'une grande mortalité règne dans la première de ces villes.

D'après les progrès de ce fléau que n'influencent ni les saisons ni la position géographique d'un pays, à travers les différens districts de l'empire de Russie, suivant graduellement le cours des grands fleuves et des routes, ou, en d'autres termes, la ligne générale du commerce et des communications, et d'après le fait que différentes villes situées sur son passage en ont été garanties parce qu'elles n'ont eu aucune relation avec les lieux infectés, nous sommes d'avis que la maladie connue en Russie sous le nom de choléra-morbus est de nature contagieuse. Notre décision s'appuie sur l'opinion de sir W. Crichton, de Saint-Pétersbourg; sur les mesures prises par les gouvernemens de la Russie et de la Prusse; sur l'opinion du médecin anglais, docteur Walker, envoyé de Saint-Pétersbourg à Moscou, qui, après beaucoup d'hésitation, se déclara en faveur de la contagion; sur les notes du docteur Albers, envoyé par le gouvernement prussien, qui pensa d'abord que le choléra était contagieux, douta ensuite, et enfin revint à sa première opinion. Nous devons ajouter que ni les documens du docteur Walker, ni ceux du docteur Albers, ni ceux du comité de santé de Varsovie, ne mentionnent aucun symptôme de la maladie.

Nous manquons de preuves suffisantes pour décider si le choléra peut ou non se transmettre au moyen de marchandises.

Quand le gouvernement nous aura fourni des matériaux plus nombreux sur les causes, les symptômes et le traitement de cette maladie, nous réviserons notre opinion; mais dans l'état actuel de nos connaissances à l'égard de la transmission du choléra au moyen de marchandises, nous sommes d'avis qu'il faut les soumettre aux réglemens accoutumés de la quarantaine, et suivre en tout les articles de la loi qui régit cette matière.

Signé Henry HALFORD, *président.*

QUATRIÈME SECTION.

Des symptômes qui annoncent le choléra.

On peut diviser les symptômes du choléra en symptômes généraux et constans, et en symptômes particuliers, ou qui se joignent aux premiers dans certains cas.

Symptômes particuliers.

Fréquentes envies de vomir au commencement de la maladie, ou bien violentes douleurs d'estomac, à l'épigastre et aux intestins, avec tension du bas-ventre, très-douloureux à la moindre pression ; vomissemens et selles très-abondans, tantôt à peu d'intervalle les uns des autres, tantôt continuels, d'une matière d'abord verdâtre et presque noire à la fin, ou toujours noire, mêlée avec des flocons très-épais, et de même couleur ; pouls petit, irrégulier, intermittent, dur.

Le spasme de l'estomac et des intestins est quelquefois si fort, que l'auteur du mémoire a vu des malades entrer dans des convulsions telles, qu'il s'ensuivait un *emprosthotonos* (1) des plus terribles, dans lequel tout leur corps ne faisait qu'une

(1) Contraction spasmodique dans laquelle le corps est courbé en avant.

boule, expirant dans cette situation sans pouvoir les dérouler après leur mort, tant les articulations étaient raides.

2° *Symptômes particuliers, et qui se joignent aux généraux dans certains cas.*

A. Faiblesse extrême, les yeux égarés, et comme couverts d'un voile, au rapport du malade; convulsions, membres tremblans, figure violette, région frontale très-douloureuse, délire augmentant à chaque instant, pouls se faisant à peine sentir.

B. Face colorée; muscles tendus et convulsés, jambes et pieds froids, et presque sans mouvement, soif ardente, tête très-douloureuse, pouls très-irrégulier; fièvre le second jour de la maladie.

C. Perte de connaissance et de mouvement, extrémités froides, les yeux fermés, pouls ne se faisant sentir qu'à de grands intervalles.

D. Lassitude le premier jour dans les jambes, douleurs céphaliques (1), perte de l'appétit, muscles de la face contractés, engourdissement des bras, des mains et des pieds; le jour suivant, après l'administration des médicamens jugés convenables, soif ardente, hoquet fréquent, pouls fort, vibrant, accéléré, d'intermittent et dur qu'il était auparavant.

E. Tête très-douloureuse, grande envie d'uriner, sans pouvoir la satisfaire.

F. Extrémités glacées et raides, avec tous les

---

(1) Douleurs à la tête.

autres symptômes généraux qu'on observe dans cette maladie.

G. Face changée tout à coup, au point de ne pas reconnaître le malade; les yeux sans mouvement, bouche béante, joues luisantes, comme vernissées, et inondées d'une sueur froide; perte de connaissance, pouls à peine sensible.

H. Douleurs de tête très-fortes, manque d'appétit, abdomen tendu et douloureux par moment; sans connaissance; figure violette et froide; les bras et les jambes privés de mouvement et froids; secousses convulsives à chaque vomissement, pouls presque éteint.

I. Tout le corps froid, figure totalement décomposée, les yeux fixes et sans mouvement, paralysie survenue au bras et au pied gauche du malade après l'usage des médicamens ordonnés.

3° *Symptômes qui persistent, avec la même intensité, jusqu'à la mort des malades, malgré l'emploi des médicamens qui, dans toutes les autres cures, avaient complétement réussi.*

1° Douleur très-vive à l'épigastre (1), vomissemens et selles de matière noirâtre d'une odeur insupportable et sans interruption; hoquet continuel depuis l'iuvasion de la maladie; extrémités glacées; mort en quatre heures de temps.

2° Fortes douleurs céphaliques, soif des plus ardentes, frissons presque continuels, vomissemens

(1) Partie du corps comprise entre les fausses côtes.

et selles abondans sans intervalle depuis deux heures, muscles de la face contractés, prostration (1) totale des forces, pouls accéléré, petit, irrégulier, extrémités froides, convulsions sur tout le corps, apparition de taches violettes de la largeur d'une pièce de vingt sous; mort très-prompte.

3° Douleurs d'estomac très-aiguës, violentes convulsions en même temps que les vomissemens et les déjections alvines; membres froids, vive oppression, pouls très-élevé, sueur très-abondante, hoquet, mort deux heures après l'invasion de la maladie.

4° Vomissemens et selles sans discontinuer pendant deux heures; spasme si atroce que le malade casse le pied d'une table qu'il avait saisi, quoique ce fût un morceau de bois si fort que, suivant l'auteur du Mémoire, on aurait défié l'homme le plus vigoureux de pouvoir le rompre; mort dans ce court espace de temps.

5° Perte instantanée de connaissance, extrémités froides, sans mouvement, vomissemens et selles à chaque moment, mâchoires tellement resserrées, que l'on peut à peine faire avaler au malade quelques cuillerées d'une potion cordiale; mort un quart d'heure après.

CINQUIÈME SECTION.

Indication des traitemens pour prévenir ou guérir le choléra.

Maintenant que nous avons présenté dans ce qui

(1) Cessation presque complète des forces musculaires.

précède le tableau des symptômes, voici le traitement correspondant à ces mêmes symptômes ; ils sont indiqués par les mêmes lettres.

A. Sinapisme sous la plante des pieds, potion de *laudanum*, à la dose de quarante gouttes, administrée en deux fois dès les premiers vomissemens; troisième dose de *laudanum*, les deux précédentes n'ayant produit aucun effet; enfin, soixante gouttes de *laudanum*, données dans l'espace de trois quarts d'heure, domptent la maladie; potion antispasmodique contenant quinze grains de camphre, afin d'apaiser les douleurs de l'estomac qui se renouvellent de temps en temps; bonne convalescence à la suite de tout cela; diète pendant deux jours seulement; eau de riz pour boisson; rétablissement parfait.

B. Potion rendue narcotique par trente-six gouttes de *laudanum*, dont on fait prendre les deux tiers dans une seule fois, et l'autre tiers bientôt après, à cause de la continuation des vomissemens; eau de riz, à laquelle on ajoute trente gouttes d'éther pour calmer la soif et l'oppression qu'éprouve le malade; la fièvre durant toute la journée, ainsi qu'un léger dévoiement; eau de riz et potion composée avec le *diascordium* et la *thériaque*; courte convalescence, retour à la santé sans autres accidens.

C. Sinapisme sous la plante des pieds, potion calmante, ayant pour premier composant le *diascordium*; frictions avec des linges chauds sur tout le corps; aucune amélioration; la même potion continuée; large vésicatoire entre les deux épaules, sueurs abondantes la première nuit; le deuxième, le troisième et le quatrième jour, légère agitation dans le pouls, surtout vers le soir; eau de riz, pilules camphrées, diète; le huitième jour, commencement d'une très-bonne convalescence, grand appétit, santé aussi parfaite qu'avant la maladie.

D. Trente gouttes de *laudanum* dans quatre onces d'eau, données en trois fois; le pouls devenu ensuite fort, accéléré, vibrant, et la soif très-ardente, boisson de limonade avec deux gros d'acide tartreux; le malade n'éprouve plus de malaise; un mieux bien marqué se fait sentir; l'appétit revient, ainsi que le primitif état de santé.

E. Quarante gouttes de *laudanum* dans l'espace de deux heures, en quatre fois; la dernière dose procure l'entière guérison.

F. Trente gouttes d'*éther sulfurique*, dans un demi-verre d'eau sucrée, produisent un effet miraculeux; cessation instantanée de tous les symptômes, au point que, le soir même, le malade peut se livrer à son travail ordinaire.

G. Potion composée avec cinquante gouttes d'*éther sulfurique*. Après cette potion, les convulsions cessent sur-le-champ, ainsi que les vomissemens; le soir, tous les symptômes alarmans disparaissent, le malade se porte bien et reprend ses travaux sans être fatigué. Le phénomène remarquable qu'on observe ensuite, c'est une telle maigreur, en trois jours, dans son corps, qu'il ressemble à un squelette. Cette maigreur persiste même après un mois qu'il est guéri, quoiqu'il mange comme à son ordinaire, et avec appétit.

H. Potion composée de quatre onces d'eau distillée, de trente gouttes d'*éther* et de trente gouttes de *laudanum*, la moitié donnée en une seule fois; une demi-heure après, cessation des vomissemens; le jour suivant, les déjections alvines se renouvellent de temps en temps; on administre l'autre moitié de la potion; depuis lors tout rentre dans l'ordre, et la meilleure santé succède à une très-courte convalescence.

I. Vingt gouttes de *laudanum*, sans aucun effet; sinapismes sous la plante des pieds; les vomissemens continuent. On ordonne le quart d'une seconde potion faite avec vingt-cinq gouttes d'*éther* et autant de *laudanum*; les symptômes ne diminuent point : on donne le reste de la potion; le lendemain, la maladie n'existe plus, mais elle est suivie d'une paralyse dans les bras et le pied gauche du malade, ce qui dénote une métastase de l'affection morbifique sur tout un côté du corps.

§ Ier. — *Méthode des Bengalys.* (1)

Cette méthode est plutôt un supplice qu'on fait éprouver au malade qu'un traitement. On couche le malheureux atteint de cette maladie sur un plan horizontal; après lui avoir mis le ventre à découvert, on prépare avec le tabac à fumer, dans le

(1) Habitans du Bengale.

gargouly, une pâte homogène, et la prenant ensuite par petites poignées, on l'étale sur la région épigastrique. Alors on se sert d'une bouteille ou d'un cylindre de bois, en les roulant sur toute la surface abdominale à peu près de la manière que font les pâtissiers pour préparer la pâte de leurs gâteaux. A cette opération, qui augmente les souffrances du patient plutôt qu'elle ne les diminue, les médecins bengalys joignent des paroles mystiques; aussi n'ai-je vu aucun malade résister à cette cruelle opération : ils périssent souvent cinq minutes après qu'elle est commencée, au milieu des plus grandes douleurs. La plupart du temps ils ne se bornent pas à traiter la maladie comme je viens de le décrire, ils emploient l'eau en grande abondance et en font boire au malade jusqu'au moment où il ne donne plus de signe de vie.

---

§ II. — *Méthode suivie dans les Indes par les médecins anglais.*

Quant au traitement qu'au Bengale les médecins anglais ont mis en vogue de préférence à tout autre, nous dirons franchement qu'il nous paraît tout-à-fait erroné, quoiqu'il soit en apparence plus méthodique et plus médical. Appelés au lit du malade, ils se bornent à prescrire une simple boisson ordinaire pour attendre les développemens de tous les symptômes; mais est-ce le cas, demandera-t-on à ces praticiens, d'adopter les règles de la médecine expectante, puisque l'expérience démontre évidemment que les progrès du choléra sont, au Bengale, si rapides, que le délai de deux ou trois heures suffit pour décider de l'issue funeste de la maladie ? Voilà pourquoi, à leur seconde visite, ils trouvent très-souvent le malade mort. D'ailleurs, les médicamens dont ils font usage dès le commencement de la cure jusqu'à sa fin ne sauraient être plus contre-indiqués. L'eau de tamarin et le calomèle, tels sont les spécifiques exclusifs auxquels ils ont recours.

Or, s'il est vrai que la bonne médecine n'a d'autre guide à suivre que celui des indications qui se présentent pendant l'existence d'une maladie quelconque, indications qu'en pareille circonstance on peut appeler le vrai langage de la nature, comment approuvera-t-on l'emploi des laxatifs et des purgatifs là où l'irritation la plus vive étant la principale cause de l'affection morbide qu'on traite, réclame impérieusement, et sur-le-champ, les anti-spasmodiques et les calmans reconnus pour les plus efficaces ? Aussi l'auteur du mémoire dont nous faisons ici l'extrait est-il parvenu à guérir la dangereuse maladie dont il s'agit, en prescrivant toujours cette sorte de médicamens. Il fait même remarquer que les effets de l'éther sulfurique sont tellement prompts et surprenans, que l'on peut regarder maintenant cet agent chimique comme le remède souverain contre le choléra. Il confirme cette assertion en assurant que, sans craindre d'être accusé d'exagération, sur huit malades il en a sauvé sept, et, de plus, que la réussite était certaine toutes les fois qu'il pouvait donner ses secours peu de temps après l'invasion de la maladie, car le seul retard de dix minutes causait immanquablement la mort. « Il me serait difficile, dit-il, de peindre les douleurs atroces de ceux auxquels je donnais mes soins, perdant connaissance, la plupart du temps, presque aussitôt que les premiers vomissemens se déclaraient, poussant des cris aigus, éprouvant les plus fortes convulsions, se roulant sur eux-mêmes, au point que leur tête se trouvait entre leurs jambes, ou raidissant leurs membres d'une manière épouvantable. Le suppliee le plus affreux peut être comparé aux cruelles souffrances que paraissaient éprouver ces malheureux Indiens. Dans cet état presque désespéré, cinquante ou soixante gouttes d'éther sulfurique étaient suffisantes pour faire cesser, en quelques minutes, leurs tourmens, et pour leur rendre en même temps la vie et la santé. Aussi, penétrés de reconnaissance, ils se jetaient à mes pieds, et les baisaient pour me remercier de ce que j'avais fait pour eux. »

---

§ III. *Traitemens appliqués, dans le Bengale, à plusieurs Européens, par* M. J. Deville, *chirurgien.*(1)

Premier cas. = Le nommé Francisque La-

---

(1) Rien ne nous a paru plus propre à éclairer nos lecteurs que la citation exacte de chaque genre d'attaque du choléra. Cette maladie

croix, âgé de 22 ans, matelot, fut pris tout à coup de violentes douleurs d'estomac, accompagnées de vomissemens et de selles très-abondantes; le pouls était petit, intermittent; les yeux égarés, la faiblesse extrême; en moins d'une demi-heure on comptait déjà 24 vomissemens et presque autant de selles; les douleurs étaient si vives que le malade fut bientôt livré aux plus fortes convulsions; ses membres étaient tremblans, sa figure violette; enfin les symptômes augmentant toujours, tout annonçait une mort prochaine. Une potion, dans laquelle je fis entrer le laudanum à la dose de 40 gouttes, lui fut administrée en deux fois, dès les premiers vomissemens : cela ne produisit pas de changement, et, pendant une demi-heure encore, l'état du malade ne s'améliora aucunement; au contraire, il n'existait plus d'intervalle entre les vomissemens et les selles; la région frontale était très-douloureuse, le délire augmentait à chaque instant; les yeux étaient comme couverts d'un voile au rapport du malade. Des sinapismes furent appliqués sous la plante des pieds, et une troisième dose de laudanum lui fut donnée. Alors les vomissemens commencèrent à se calmer, les selles diminuèrent peu à peu, mais les douleurs d'estomac continuaient toujours à être aussi violentes, lorsque l'effet de soixante gouttes

---

saisit si inopinément, qu'il faut souvent être son médecin, ou du moins mettre à même ceux qui vous entourent d'appliquer les premiers remèdes. C'est pour fournir à ces derniers des points de comparaison que nous avons fait ces recherches. (*N. d. R.*)

de laudanum, qui avaient été données dans l'espace de trois quarts d'heures, se fit sentir. Le malade croyait voir autour de lui des spectres; il disait son lit entouré d'une foule d'individus, quoique je l'eusse prévenu qu'il devait s'attendre à ce phénomène causé par l'opium. Cependant il ne ressentait plus de douleurs, et le pouls, dont les battemens avaient presque cessé de se faire sentir pendant les vomissemens, reprit peu à peu et devint même assez bon. Le malade s'assoupit un instant après, s'endormit même jusqu'au soir, où il fut réveillé par de nouvelles douleurs d'estomac qui n'eurent pourtant pas de suite. Une potion anti-spasmodique, dans laquelle je fis entrer quinze grains de camphre, calma ses nouvelles souffrances et lui permit de reposer une partie de la nuit. Le lendemain, Lacroix fut mis à l'usage de l'eau de riz et fit diète deux jours, au bout desquels ses forces et sa santé étant entièrement rétablies, il put reprendre son travail ordinaire.

Deuxième cas. = Nicolas Jutlet, âgé de 33 ans, contre-maître d'équipage, se plaignait, peu d'instans après son dîner, d'éprouver des envies de vomir, suivies de fortes douleurs intestinales; les vomissemens ne tardèrent pas à se prononcer, mais les selles furent peu fréquentes; ne me trouvant pas à bord du navire dans ce moment, il ne put recevoir des secours que près d'une heure après l'invasion de la maladie. A mon arrivée, je trouvai le malade mordant le matelas sur lequel on l'avait couché, et se roulant sur le pont. Le pouls était très-irrégulier, la face colorée, les muscles tendus par de fortes convulsions, les jambes et les pieds froids et presque sans mouvement; une soif des plus ardentes le dévorait; la tête était très-douloureuse et les efforts qu'il faisait pour vomir me faisaient d'autant plus craindre pour ses jours qu'il était attaqué, depuis près de deux ans, d'un anévrisme passif du cœur. Je composai sur-le-champ une potion dans laquelle je fis entrer 36 gouttes de laudanum, et dont Jutlet prit les deux tiers en une seule fois. Cependant les vomissemens continuant toujours, je ne tardai pas à faire prendre ce qui restait de la potion; il parut alors éprouver un peu de soulagement, et, dans l'espace d'une heure, il n'eut que trois vomissemens. Ils avaient commencé à trois heures de l'après-midi, et à huit heures du soir on en comptait trente-deux. Le malade étant toujours très-altéré, je lui donnai pour boisson de l'eau de riz dans laquelle j'ajoutai 30 gouttes d'éther, pour achever de calmer tout-à-fait les vomissemens et surtout l'oppression qu'il éprouvait, et qui était causée par l'anévrisme. Le lendemain, le malade eut la fièvre toute la journée et un peu de dévoiement: l'eau de riz fut continuée, et, pendant la nuit, je lui fis prendre une potion composée avec le diascordium et la thériaque. La convalescence ne fut pas de longue durée, et Jutlet se remit à faire son service quelques jours après, conservant toujours son oppression, ses battemens de cœur, et tous les symptômes qui caractérisent les maladies organiques de cette partie.

Troisième cas. = *Rechute de Francisque Lacroix.* = Quoique parfaitement rétabli de sa maladie, et se livrant à ses occupations depuis plus d'un mois, Lacroix fut de nouveau atteint du choléra, avec cette différence pourtant que la première fois il n'avait fait aucun excès, et que cette dernière, le rhum et l'eau-de-vie paraissaient être les causes de sa rechute. Après avoir bu de ces liqueurs une partie de la nuit, il ressentit de violentes douleurs d'estomac et vomit même plusieurs fois. Ses camarades croyant que c'était une indigestion, le couchèrent dans sa cabane, et le laissèrent jusqu'au lendemain matin sans me prévenir. A six heures je fus appelé, et je trouvai le malade sans connaissance, sans mouvement, nageant au milieu de toutes les matières qu'il avait rendues par haut et par bas. Les extrémités étaient froides ; le pouls ne se faisait sentir qu'à de grands intervalles ; la chaleur de la poitrine et les battemens du cœur étaient les seuls indices que le malade vécût encore. Quelques cuillerées d'une potion, dont la base était le diascordium, fut la première chose que je lui donnai, après l'avoir fait retirer de l'ordure dans laquelle il était couché : je lui appliquai des sinapismes sous la plante des pieds, et je lui fis des frictions avec des linges chauds sur toute la surface du corps. Trois quarts d'heure se passèrent sans qu'il me fût possible d'avoir le moindre espoir. Cependant, les yeux, qui étaient restés fermés jusqu'à ce moment, commencèrent à s'ouvrir. La potion fut continuée, et un large vésicatoire fut appliqué entre les deux épaules. L'état du malade fut le même jusqu'au soir, et plusieurs fois dans la journée il eut quelques envies de vomir, mais qui n'eurent pas de suite. La nuit fut assez bonne, le pouls était un peu intermittent, et il y eut des sueurs très-abondantes. Le second, le troisième et le quatrième jours, légère agitation dans le pouls, et surtout vers le soir. Prescription : eau de riz, pilules camphrées, diète. Le huitième jour, les forces étaient revenues, la convalescence était parfaite, l'appétit bon, et Lacroix ne paraissait pas avoir supporté une rechute du choléra, qui eût sans doute été mortelle si l'on eût tardé d'un quart d'heure à lui donner des secours.

Quatrième cas. = François ***, matelot, âgé de quarante ans, d'un tempérament sanguin, fort et robuste, étant couché sur le pont du navire par une nuit d'orage, resta exposé à la pluie depuis dix heures du soir jusqu'au jour. Le lendemain, lassitude dans les jambes, douleurs céphalalgiques, perte d'appétit; vers le soir, fréquentes envies de vomir, suivies de si grandes douleurs d'estomac, que le malade ne pouvait plus respirer. Dix selles en trente minutes, pouls intermittent et dur, les muscles de la face contractés, engourdissement des bras, des mains et des pieds, vomissemens d'une matière jaunâtre et très-amère, hoquet fréquent. Trente gouttes de laudanum dans quatre onces d'eau ayant été données en trois fois, vers minuit, les selles commencèrent à s'arrêter; mais les vomissemens continuèrent jusqu'à quatre heures du matin, époque à laquelle le pouls changea de nature; il devint fort, vibrant, fréquent; la soif était des plus vives. Je donnai pour boisson de la limonade faite avec deux gros d'acide tartreux; le pouls devint meilleur dans la soirée, et le lendemain la fièvre était entièrement dissipée. Le malade a conservé un peu de malaise pendant deux ou trois jours, après lesquels s'est fait sentir un mieux bien marqué; l'appétit ne tarda pas à revenir, et tout le reste de la campagne François s'est bien porté.

CINQUIÈME CAS. = Le nommé Henri Masson, matelot, âgé de trente-deux ans, fatigué par l'abus des boissons, quelques jours après avoir fait une orgie, fut pris tout à coup d'une violente douleur du bas-ventre, accompagnée d'une forte tension de cette même partie. La tête était très-douloureuse; le malade éprouvait une grande envie d'uriner, sans cependant pouvoir la satisfaire. Une demi-heure après, les vomissemens commencèrent, et ils devinrent si nombreux qu'il fut impossible de les compter; ils furent presque continuels pendant deux heures, et composés d'une matière d'abord verdâtre et presque noire vers la fin. Les déjections alvines ne furent pas aussi considérables; cependant on en comptait dix-neuf. Le laudanum fut encore ma ressource, et j'eus le même succès que j'avais obtenu près des autres malades attaqués du choléra. Masson en prit quarante gouttes en deux heures de temps, en quatre fois, et la dernière dose arrêta entièrement les selles et les vomissemens. Cet accident ne l'empêcha pas de recommencer à boire deux jours après ; aussi sa santé ne s'est jamais bien rétablie ; ses forces sont tellement épuisées par l'ivrognerie et la débauche, que ce malheureux succombera probablement à la moindre maladie.

Sixième cas. = Le capitaine d'un navire américain se trouvant dans le port de Calcutta me fit appeler pour traiter un matelot attaqué du choléra. A mon arrivée, ses camarades m'apprirent qu'il avait déjà vomi cinquante à soixante fois, et que le nombre des selles était presque égal. Tous mes soins furent inutiles, je trouvai le malade sans connaissance, ayant les extrémités froides, sans mouvement, le pouls battant encore, mais ayant les mâchoires tellement resserrées que j'eus beaucoup de peine à lui faire avaler quelques cuillerées d'une potion cordiale, et il expira un quart-d'heure après. Sur un équipage de vingt-quatre hommes, c'était le huitième qu'on avait déjà perdu de cette maladie. Cette mortalité peut être attribuée au manque de chirurgien, les lois américaines n'obligeant pas les capitaines naviguant au commerce d'en prendre à leur bord.

Septième cas. = Appelé quelques jours après sur un navire anglais, j'arrivai encore trop tard pour sauver le malade. Les premiers symptômes s'étaient déclarés à deux heures de l'après-midi ; à quatre heures et demie il était mort. On n'avait pas compté le nombre des selles ni des vomissemens, mais il paraît qu'ils avaient été presque continuels. Pour tout traitement, on n'avait donné au matelot que de l'eau chaude. On pourrait adresser le même reproche aux Anglais qu'aux Américains; cette nation n'a point de chirurgien, même sur des navires qui ont quarante à cinquante hommes d'équipage.

---

§ IV. *Traitemens appliqués par le même chirurgien à des Bengalys.*

Nota. On remarquera dans le traitement que nous allons détailler que dans beaucoup de cas l'*éther sulfurique* a soulagé à l'instant même qu'il était administré.

Huitième cas. = Le nommé Rhamcanto, magi ou patron du bateau qui nous conduisait à terre, me fut amené dans l'état suivant : violentes douleurs intestinales, dix vomissemens et presque autant de selles en une heure de temps; pouls petit, irrégulier; extrémités raides et froides. Trente gouttes d'éther, données en une seule fois dans un demi-verre d'eau sucrée, produisirent un effet merveilleux : cessation presque instantanée des vomissemens et des déjections alvines, si bien que le soir il put se livrer à son travail ordinaire,

Neuvième cas. = Un Madécasse d'origine, que nous avions surnommé *Gargouly*, sa paresse et son penchant à fumer lui faisant passer toute la journée la pipe à la bouche, fut pris vers les neuf heures du matin de tranchées si violentes, qu'il se roulait sur le pont comme un homme furieux. Je voulus lui administrer des anti-spasmodiques pour calmer ses souffrances; mais pendant deux heures que durèrent les douleurs, il s'y refusa constamment; cependant celles-ci s'étant un peu apaisées, les vomissemens et les selles ne tardèrent pas à se déclarer. Le *facies* du malade changea en un instant, au point qu'il était impossible de le reconnaître; les yeux étaient presque sans mouvement, la bouche béante; une sueur froide découlait sur ses joues, qui étaient luisantes comme si l'on avait passé un vernis dessus. Ce malheureux ayant entièrement perdu connaissance, il me fut possible de lui donner une potion composée avec cinquante gouttes d'éther sulfurique. Il y avait alors cinq heures depuis l'invasion de la maladie, et deux heures seulement que les vomissemens avaient commencé; ils furent si considérables qu'on ne put les compter. Le nombre des déjections alvines ne fut guère que de huit ou dix. A peine le malade eut-il pris les cinquante gouttes d'éther que les convulsions cessèrent sur-le-champ, et, dans l'espace d'une heure, il n'eut que trois vomissemens. Peu à peu il reprit connaissance, les sueurs froides se dissipèrent, le pouls se rétablit, et le soir tous les symptômes avaient entièrement disparu; mais, ce qui rend cette observation curieuse, c'est qu'en trois jours de temps le malade éprouva une maigreur telle que tout son corps ressemblait à un squelette; cependant l'appétit était revenu, il ne ressentait plus aucune douleur, et pouvait même travailler sans être fatigué: je l'ai vu, pendant un mois, toujours dans le même état de maigreur, et je suis parti sans savoir quelle en serait la suite.

Dixième cas. = Le Bengaly qui faisait tous les jours nos provisions arriva un matin, éprouvant des douleurs intestinales si violentes qu'en quelques minutes sa situation devint alarmante; tous les symptômes du choléra se déclarèrent presque instantanément; les vomissemens et les selles étaient continuels. J'administrai une forte dose d'éther dans un verre d'eau sucrée, et je parvins, par ce moyen, à arrêter les évacuations comme par enchantement; mais les douleurs ne se calmèrent que le soir très-tard, quoique dans la journée je lui eusse donné une potion anti-spasmodique, dans laquelle j'avais fait entrer trente gouttes de laudanum. La nuit fut assez bonne, et le lendemain le malade n'était qu'un peu faible; au reste, il était assez bien portant, et ne cessait tous les jours, quand je le voyais, de m'exprimer par des gestes toute sa reconnaissance.

Onzième cas. = Le sircar Nilon, âgé de quarante-quatre ans, éprouvait, depuis deux ou trois jours, des douleurs de tête extrêmement fortes; l'appétit était nul, l'abdomen tendu et douloureux par moment. Ayant eu quelque rapport avec lui, il me fit appeler; je crus d'abord qu'il avait un embarras gastrique, et mon intention fut même de lui faire prendre l'émétique; fort heureusement qu'avant de le prescrire je remis au lendemain à examiner de nouveau l'état du malade, et cette attente me fut favorable. Lorsque j'arrivai, on me fit entendre que, depuis minuit, Nilon vomissait et allait à la selle, et en m'approchant de lui je le trouvai sans connaissance, la figure violette, froide, les bras et les jambes étant sans mouvement, mais tout le corps éprouvant comme une vive secousse toutes les fois que les vomissemens revenaient. Je courus sur-le-champ à la pharmacie du docteur Saubolle, et je fis faire une potion composée de quatre onces d'eau distillée, de trente gouttes d'éther, et de trente gouttes de laudanum. En rentrant, j'en donnai moitié au malade en une seule fois, et j'eus la satisfaction de voir que je pourrais le sauver, car, une demi-heure après, les vomissemens s'arrêtèrent. Les extrémités reprirent un peu de chaleur; le pouls, qui jusque alors s'était à peine fait sentir, devint beaucoup meilleur. Vers les onze heures du matin les déjections alvines continuant encore de temps en temps, je fis prendre l'autre moitié de la potion, et je parvins, par là, à arrêter tout-à-fait les évacuations. Le soir je retournai voir le malade, et je le trouvai bien mieux; il avait cependant un peu de fièvre, la tête était lourde, mais les douleurs d'estomac s'étaient entièrement dissipées. Le malade ayant alors refusé de prendre d'autres médicamens que ceux que j'avais donnés dans la matinée, je ne pus rien prescrire pour la nuit, qui, du reste, fut assez bonne. Les jours suivans se passèrent très-tranquillement, et le rétablissement de la santé ne se fit pas long-temps attendre.

Douzième cas. = Le nommé Ragonat Dynguy s'endormit au soleil pendant la plus forte chaleur du jour. Il y resta près de trois heures, et se réveilla en poussant de grands cris, tant les douleurs qu'il éprouvait dans le bas-ventre étaient fortes. On le transporta sur le pont du navire, et, en le voyant, je désespérai de le sauver. A peine l'eut-on amené à bord qu'il commença à vomir et à rendre par le bas une matière noire mêlée de flocons très-épais et de même couleur. Tout le corps était froid, la figure tout-à-fait décomposée, les yeux fixes et sans mouvement : le laudanum, administré à la dose de vingt gouttes, n'ayant produit d'abord aucun effet, des sinapismes furent appliqués sous la plante des pieds ; mais les vomissemens continuant toujours, je fis prendre au malade le quart d'une seconde potion, composée de vingt-cinq gouttes d'éther et d'autant de laudanum. Les mêmes symptômes durèrent une partie de la nuit, pendant laquelle on acheva de donner le reste de la potion. Le lendemain, cessation de tous les accidens qui avaient eu lieu la veille, mais impossibilité au malade de remuer le bras gauche et le pied du même côté. Cette paralysie était-elle un effet de l'irritation qui, changeant de lieu, se serait portée sur tout un côté du corps ? Ayant perdu Dynguy de vue quelques jours après, je n'ai pu savoir si sa guérison avait été complète.

TREIZIÈME CAS. = Tacourdache, sircar du navire, ayant passé toute la journée dans les rues de Calcutta par une pluie très-considérable, rentra vers les quatre heures du soir, se plaignant d'éprouver des douleurs d'estomac extrêmement violentes. Le malade ayant mangé le matin en grande abondance d'un *carry* fait avec le fruit du *dana*, croyait que c'était la cause de ses souffrances. Les symptômes avaient augmenté, et les vomissemens s'étant déclarés presque en même temps que les selles, je fis prendre au malade cinquante gouttes d'éther en une seule fois. L'effet en fut des plus heureux, et deux jours après Tacourdache reprit ses occupations, conservant cependant un léger dévoiement et une grande altération, ce qui n'est pas extraordinaire, l'individu qui fait le sujet de cette observation étant d'une santé très-délicate.

Dans les observations que je viens de citer, j'ai autant que possible cherché à rapporter celles qui m'ont paru les plus curieuses. J'ajouterai cependant que presque tous les jours je voyais des Bengalys attaqués du choléra, et que le nombre de ceux que j'ai guéris avec l'éther et le laudanum fut si grand que je ne puis au juste le déterminer; mais les symptômes étant moins prononcés, les vomissemens et les selles n'étant pas en aussi grande abondance que dans les observations précédentes, je les passerai sous silence pour donner quelques détails sur certains malades que j'ai traités par les mêmes moyens, et qui cependant ont succombé.

QUATORZIÈME CAS. = Le nommé Prennechant,

travaillant dans les chantiers de sir Smith, devant lesquels nous étions mouillés, me fut amené vers les deux heures de l'après-midi dans l'état suivant : douleur très-forte à l'épigastre, vomissemens d'une matière noirâtre, selles de même nature, dont l'odeur était telle qu'il était impossible de la supporter; le hoquet n'avait pas cessé depuis l'invasion de la maladie ; les extrémités étaient glacées. J'administrai le tiers d'une potion faite avec soixante gouttes de laudanum; mais tous mes soins furent inutiles : le malade succomba quatre heures après son arrivée à bord, pendant lesquelles il eut trente-deux vomissemens et dix-huit selles, sans compter qu'il y avait plus d'une heure qu'il vomissait à l'époque où il me fut amené.

Quinzième cas. = Colon, patron d'un bateau qui nous apportait des sucres, éprouvait depuis quelques jours des douleurs céphalalgiques, une soif des plus ardentes et des frissons presque continuels; cependant il ne cessait pas de se livrer à son travail ordinaire, lorsque, trois jours après l'apparition de tous ces symptômes, étant sur son bateau le long de notre navire, on vint me chercher pour administrer quelques secours à ce malheureux qui, depuis deux heures, ne faisait autre chose que vomir et aller à la garde-robe. Les muscles de la face étaient contractés avec prostration totale des forces; le pouls était accéléré, mais petit, irrégulier, les extrémités froides. Le malade ayant été pris de violentes convulsions, il parut tout à coup, sur toute la surface de son corps, des taches violettes, larges comme une pièce de vingt sous; je lui administrai l'éther, à la dose de soixante gouttes, mais inutilement; les symptômes, déjà très-graves, s'accrurent en quelques minutes, et ils furent promptement terminés par la mort.

Seizième cas. = Chanrouly, calfat, étant à travailler sur le pont du navire, éprouva tout à coup des douleurs d'estomac si aiguës, qu'il fut obligé de cesser son ouvrage. Il fut bientôt pris de violentes convulsions, qui commencèrent presque en même temps que les vomissemens et les déjections alvines. Connaissant les progrès rapides de cette terrible maladie, je lui donnai sur-le-champ trente gouttes d'éther mêlées à trente gouttes de laudanum dans un verre d'eau sucrée; mais cette potion ne parut faire aucun effet. Bientôt les membres devinrent froids; le malade paraissait éprouver une vive oppression; le pouls, qui chez les autres malades était ordinairement petit, était au contraire très-élevé chez celui-ci, et il y avait une sueur des plus abondantes. Le hoquet survint au milieu de tous ces symptômes, et le malade périt deux heures et demie après l'invasion de la maladie, ayant eu vingt-deux à vingt-quatre vomissemens et douze selles seulement.

Dix-septième cas. = L'observation du moresque Visampore paraîtra encore plus extraordinaire, si l'on considère que, se portant parfaitement bien à midi, à deux heures il était mort; pendant ce court intervalle, il ne cessa pas un instant d'aller par haut et par bas. A la réunion de tous les symptômes que j'ai déjà décrits dans les autres observations, ce malade joignait un spasme si violent qu'ayant saisi le pied d'une table auprès de laquelle on l'avait couché, il le cassa, et cependant c'était un morceau de bois si fort que j'aurais défié l'homme le plus vigoureux de pouvoir le rompre. Les sinapismes, l'éther et le laudanum restèrent sans effet. Ce malheureux périt au milieu des plus affreuses douleurs.

---

§ V. = *Traitement prescrit par le conseil municipal de la ville de Leipzig* (juillet 1831).

1° Vivre sobrement, éviter tous les excès qui épuisent les forces, excitent les passions et abrègent le sommeil.

2° Observer une grande propreté, se laver souvent avec de l'eau fraîche, se rincer souvent la bouche avec de l'eau rougie, aérer soigneusement les appartemens, surtout les chambres à coucher; éloigner tout ce qui exhale une odeur infecte ou trop forte, exposer à l'air les literies et les vêtemens, éviter de laisser entassé long-temps du linge sale, et éviter de se servir de vieux habits. Prendre un bain tiède au moins une fois par semaine; les personnes d'une santé chancelante feront bien de consulter un médecin sur l'usage des bains. Les bains froids de rivière ne conviennent qu'aux personnes jeunes et robustes, ou qui y sont habituées de longue main; encore feront-elles bien de ne pas négliger les règles ordinaires, de ne les prendre qu'après que le temps aura été beau et qu'il aura fait chaud pendant trois ou quatre jours de suite, que lorsque l'eau est limpide, que quatre heures après le lever du soleil et une heure seulement après son coucher, de n'y rester que cinq minutes. Toutes les personnes qui ont été attaquées de la fièvre dans le courant des derniers mois qui viennent de s'écouler doivent s'abstenir de bains froids pendant au moins deux mois.

3° Ne pas se vêtir trop légèrement, même par un temps chaud. Ne pas se découvrir, lorsque momentanément on a trop chaud. Les personnes âgées ou d'une santé faible, surtout celles qui sont sujettes à des digestions laborieuses, à la diarrhée, aux hémorrhoïdes ou à d'autres irrégularités de la circulation du sang dans le bas-ventre, feront bien de porter sous leurs vêtemens ordinaires une ceinture de peau doublée de flanelle. L'expérience a prouvé, en Russie, qu'il est très-pernicieux de rester pieds nus, et que tout refroidissement des extrémités inférieures est pernicieux.

4° Faire sa promenade le matin entre sept et neuf heures, et le soir entre cinq et sept; éviter les endroits humides, ne point rester assis en plein air.

5° Éviter les alimens indigestes et toutes les crudités.

6° Éviter les excès de boissons spiritueuses et surtout d'eau-de-vie. L'expérience a prouvé que les buveurs d'eau-de-vie succombent presque toujours au choléra-morbus. Les excès de café et de thé sont également nuisibles.

---

§ VI. = *Traitement indiqué par le docteur* HAHNEMANN.

Ce spécifique, c'est le camphre appliqué à de très-fortes doses.

Le docteur Hahnemann croit que les miasmes du choléra proviennent de très-petits insectes qui échappent à notre œil, qui s'attachent aux cheveux, à la peau, aux vêtemens, et dont l'influence est meurtrière.

La vapeur du camphre étant mortelle pour ces insectes comme pour tous les autres, le docteur Hahnemann prescrit la recette suivante :

« Prendre de minute en minute une cuillerée de camphre dissous dans de l'esprit de vin, et mêlée avec de l'eau chaude.

» Se frotter toutes les parties du corps avec du camphre, et s'envelopper d'une couverture camphrée.

» Faire évaporer de fortes doses de camphre dans la chambre du malade. »

Le docteur Hahnemann est convaincu que pas un malade ne succombera en suivant ce régime.

---

§ VII. *Traitement pratiqué par le docteur Léo, à Varsovie.*

Ce médecin rend compte dans les termes suivans du résultat de ses expériences.

« Depuis quinze jours, dit-il, je suis chargé du traitement des cholériques de l'hôpital Méritau, établi dans la maison de Krzeminski; *je n'en ai pas perdu un seul*, et la cure s'est terminée en cinq jours. J'en appelle au témoignage de M. Szczucki, qui dirige cet hôpital, et les docteurs Sauvan et Enoch.

Voici mon traitement :

1° Toutes les deux ou trois heures je donne au malade trois grains de *sous-nitrate de bismuth* (magisterium bismuthi), avec un peu de sucre.

2° Je fais boire une infusion de mélisse.

3° Si la douleur est très-vive dans les mains et les pieds, je les fais frictionner avec une mixture chaude d'ammoniaque liquide (une once), et esprit d'angélique (quatre onces).

4° Je fais continuer ces moyens sans interruption pendant quarante-huit heures, jusqu'à ce qu'il survienne une sécrétion d'urine, sécrétion presque suspendue dans le cours de cette maladie.

5° Si la langue est couverte d'un enduit jaunâtre, je fais mettre à chaque dose de bismuth, indiquée ci-dessus, une addition de trois grains de rhubarbe.

6° Le malade ne doit pas perdre patience, et persévérer dans l'emploi unique du bismuth. Quand la secrétion s'est rétablie, c'est-à-dire que les urines viennent bien, on peut continuer encore soir et matin l'usage du bismuth.

Le docteur Léo ajoute que d'autres médecins ont déjà employé, *avec un succès complet*, sa méthode de traitement.

---

§ VIII. *Traitement indiqué par le père Antoine, abbé à la Meilleray (près Nantes).*

1° Au premier symptôme de la maladie faire une abondante saignée.

2° Aussitôt après faire prendre dix-huit grains de calomel, et deux grains de *solide* opium, ou seize grains de teinture d'opium, pour les malades qui ne peuvent pas avaler l'opium en pâte.

3° Si les vomissemens continuent après cette prise, on répète au bout d'un quart d'heure la même potion.

Il faut noter que ce traitement a été appliqué à l'équipage d'un bâtiment qui se trouvait arriver à la côte de Malabar, et atteint par le choléra.

Le père Antoine ajoute que l'essai de ce remède n'offre aucun danger, et que son succès a été constaté, il y a 16 ans, par le capitaine Turner.

---

§ IX. *Traitement indiqué par des docteurs français, à Varsovie, MM. Legallois et Brière, de Boismont.*

1° Commencer par une saignée.

2° Donner le calomel à la dose de deux à quatre grains, combiné avec un quart ou un demi-grain d'opium.

Ce médicament est généralement pris de trois en trois heures pendant l'intensité des symptômes. On le remplace souvent par la teinture aqueuse de rhubarbe.

3° Dans les intervalles, donner des boissons chaudes aqueuses ; l'eau de menthe, le tilleul.

4° Les sinapismes, le moxa, le raifort râpé, pa-pliqué sur le ventre, ont été utiles.

5° Les bains ont plusieurs fois calmé les spasmes et dissipé le froid sur la surface du corps, ce qui est une condition essentielle.

---

§ X. *Traitement prescrit par le docteur* Rollet (Félix) (1).

Ce docteur conseille d'abord d'appeler immédiatement un médecin lorsque quelques symptômes de mort viennent à se déclarer.

1° Dès le début de la maladie, le moyen le plus efficace pour en arrêter les progrès, c'est d'exciter la transpiration ; s'il est possible de se plonger dans un bain de vapeur, on en retirera un avantage immense, et si on ne le peut, le remplacer par un bain d'eau chaude, en ayant soin de se recouvrir,

---

(1) Extrait d'une brochure publiée par ce médecin adjoint de l'armée d'Afrique.

en sortant, d'un drap bien chauffé, et de se coucher de suite dans un lit bien bassiné.

2° Appliquer des serviettes chaudes sur l'estomac et l'abdomen, ou le bas-ventre; rappeler la chaleur aux extrémités, au moyen d'une ou deux bouteilles de terre remplies d'eau bouillante, que l'on placera au pied de son lit, et s'envelopper les mains dans une serviette bien chauffée que l'on renouvellera très-souvent, ainsi que celle du ventre.

3° On peut aussi, pour provoquer la transpiration, boire abondamment une infusion de fleurs de sureau très-légère.

4° Comme la maladie est plus spécialement nerveuse à son début, on pourra faire avec succès usage d'une potion composée de

Quatre onces de laitue,
Une once de sirop de fleurs d'oranger,
Dix gouttes d'éther sulfurique,
Quinze ou vingt gouttes de laudanum.

On prendra cette potion en six ou huit fois, de quart d'heure en quart d'heure; mais il faudrait la cesser si les douleurs s'étaient calmées après les premières doses; ce n'est d'ailleurs qu'avec beaucoup de circonspection qu'il faut faire usage de cette potion qui contient de l'opium. Elle ne convient qu'autant que la maladie n'a pas acquis un haut degré d'intensité.

5° Des lavemens émolliens et légèrement opiacés (c'est-à-dire qui contiennent un peu d'opium) sont aussi très-convenables.

6° Si on n'a pu arrêter la marche de la maladie,

il est essentiel de recourir le plus tôt possible à une application de 20, 30 ou 40 sangsues dans le creux de l'estomac, selon la force de l'individu; réitérer cette application quelques heures après, si les douleurs ne sont pas entièrement dissipées, et avoir le soin d'entretenir constamment sur le ventre un morceau de flanelle trempé dans une décoction d'eau chaude de feuilles de mauve ou de guimauve, et de têtes de pavots.

7° Lorsque le malade est arrivé à ce point, l'eau pure, et à la température ordinaire ou froide, est vraiment la seule boisson convenable.

---

§ XI. *Traitement indiqué par le docteur Labat, ex-chirurgien de l'armée aux Antilles, et ex-chirurgien du vice-roi d'Egypte (à Paris, rue de Grenelle-Saint-Germain, n° 59).*

Voici le traitement rationnel que ce docteur a toujours employé avec beaucoup de succès :

1° Un repos absolu dans un lieu peu éclairé;

2° Une boisson délayante pour faciliter l'évacuation des matières premières qui agissent comme surcroît des causes d'irritation, tels sont les premiers soins à prescrire au malade.

Dès que les organes digestifs sont débarrassés des matières qui les obstruaient, les cholériques éprouvent un instant de repos qu'ils prennent pour une amélioration dans leur maladie.

Si l'on profite de ce moment d'élection, que l'on

ordonne au malade une cuillerée de sirop simple contenant un grain d'extrait gommeux d'opium, de plus un lavement composé d'un demi-verre d'eau tiède dans laquelle on ajoute 30 ou 40 gouttes de laudanum, le malade tombe dans un état de somnolence ou de sommeil profond qui suspend les convulsions de l'estomac et des intestins, ce qui permet alors d'employer avec succès tous les anti-phlogistiques généraux ou locaux que l'on juge convenables.

Lorsque le cholérique reprend l'usage de ses sens, il se relève le plus souvent entièrement débarrassé de son mal, et entre en convalescence.

Toutefois, si des nausées, des douleurs d'estomac, des coliques, annonçaient le retour des vomissemens, on recommecerait le même genre de médication, qui finit presque toujours par amener la guérison du malade.

Le tact exercé d'un médecin attentif suffit d'ailleurs pour modifier ce traitement suivant l'âge, le tempérament et les circonstances particulières qui peuvent se présenter.

Parfois aussi, il convient d'adjoindre à tous ces moyens l'application de quelques sangsues sur l'épigastre quand la douleur y est brûlante; l'emploi d'une saignée peu abondante, quand le sujet est fort et très-sanguin; enfin l'usage d'un vésicatoire au bras ou à la cuisse, lorsqu'il faut déplacer et fixer à la peau un reste d'irritation rebelle.

L'abstinence la plus rigoureuse durant la maladie, et un régime doux et léger pendant tout le cours de la convalescence, seront toujours d'une nécessité absolue.

---

§ XII. *Avis divers à suivre dans l'application des traitemens, résultant des remarques faites sur le choléra, par le docteur* Lind.

1° Lorsque les douleurs des entrailles persistent, il ne faut nullement discontinuer les lavemens. On donnera la racine du Brésil à très-petite dose, jointe à l'opium et à la rhubarbe. On varie les lavemens à l'infini, suivant les circonstances; mais le docteur Lind affirme qu'il n'en connaît point de préférables à ceux qui se composent de corne de cerf et d'amidon.

2° Lorsque le vomissement est rebelle, le même docteur a souvent réussi à l'arrêter en faisant appliquer sur l'estomac des topiques où entraient le vin chaud et les épices, l'opium et le camphre.

Une goutte d'huile de cannelle sur un morceau de sucre, le musc, la menthe, quelquefois aussi l'élixir de vitriol et l'esprit de nitre dulcifié sont les meilleurs remèdes qu'on puisse administrer apres l'emploi des purgatifs.

3° Les bains chauds dans lesquels on fait rester le malade, jusqu'à ce qu'il y ait un soulagement sensible, sont encore très-utiles. On profite du calme qu'ils procurent pour faire passer quelques verres de décoction de tamarin: ce qui communément amène des évacuations avantageuses et suspend le vomissement.

4° Quand dans le choléra-morbus tout le bas-ventre est dur, tendu et douloureux, il n'est pas rare de soulager sur-le-champ avec des fomentations composées de camomille, de fleurs de sureau et de têtes de pavots blancs. Immédiatement avant de se servir de flanelles qu'on y a trempées, il faut les arroser avec de l'esprit-de-vin camphré.

5° Le docteur Lind a remarqué qu'il y a des cas où l'opium pris par la bouche produit infiniment plus d'effet qu'en lavement. Il y en a d'autres où c'est précisément le contraire.

6° On augure bien de la guérison lorsque la maladie va jusqu'au sixième ou septième jour, quand les matières rendues sont sans odeur, quand le sommeil succède aux vomissemens.

Les avant-coureurs d'une mort certaine sont le refroidissement des extrémités, le sang mêlé en quantité avec les déjections, les syncopes, les sueurs froides et surtout la constante suppression des urines.

§ XIII. *Traitement suivi par M. Foy, médecin à Varsovie.*

Un cholérique arrive-t-il dans ma salle, je le fais (et c'est à peu près ainsi que quelques autres médecins agissent) envelopper de couvertures de laine chaudes, je lui fais mettre des briques chaudes aux pieds, je lui fais frotter les extrémités et la surface du corps avec un morceau de flanelle imbibé de vinaigre camphré, ou d'eau-de-vie camphrée (il est probable que des vapeurs de camphre dirigées dans le lit et autour du malade seraient encore extrêmement utiles, préférables même à cause du refroidissement qui a lieu à la surface du corps par le fait de l'évaporation du liquide employé : aussi m'arrive-t-il très-souvent de faire pratiquer des frictions sèches) ; je lui fais respirer une certaine quantité d'oxigène (1); pendant ce temps, un bain général à 28 ou 29° (Réaumur) de température est préparé, et le malade y reste vingt-cinq à trente minutes. On le porte ensuite dans son lit avec toutes les précautions possibles, pour qu'il ne se refroidisse pas. Le pouls, la chaleur générale apparaissent-ils : je fais pratiquer une saignée que j'appelle *spoliative*, de huit à douze onces, selon la force du sujet. Des boissons chaudes (eau simple, une infusion légère de sureau, de thé, de camomille, de menthe poivrée, etc.) sont abondamment données au malade, et ensuite, selon les symptômes qui se présentent, je me comporte comme il suit :

---

(1) L'hématose n'ayant pas lieu dans le choléra, j'ai été conduit tout naturellement à l'usage de cet agent thérapeutique, usage dont j'ai retiré quelques bons effets. Si ce moyen a déjà été proposé, comme on me l'a assuré, je n'ai que l'avantage de l'avoir mis le premier en pratique.

Sous l'influence de l'oxigène, la circulation et la chaleur générale ne tardent pas à reparaître peu à peu.

Les vomissemens et les déjections alvines, que je regarde comme nécessaires dans le commencement de la maladie et qu'il est bon souvent de faciliter par un léger laxatif, à cause de la plénitude des organes, plénitude qui est démontrée par la nécropsie, sont-ils trop abondans, trop souvent répétés? j'administre, soit la potion de Rivière, soit un lavement amilacé et opiacé. Les douleurs thoraciques et abdominales sont-elles très-vives, persistantes? quelques sangsues ou quelques ventouses scarifiées sont mises en usage; enfin des crampes, des douleurs convulsives tourmentent-elles le malade? j'ai recours aux anti-spasmodiques, aux bains, aux opiacés. Quant aux symptômes cérébraux que l'on remarque quelquefois dans le choléra, à la chaleur de la peau, à la sécheresse de la langue, aux caractères typhoïdes qui s'observent aussi très-souvent après quelques jours de la maladie, je les combats par les émulsions sanguines locales, les saignées du bras, les boissons émollientes ou acidulées, etc., froides ou légèrement tièdes, selon les cas.

---

§ XIV. *Traitement indiqué pour prévenir les atteintes du choléra.*

1° Empêcher que le corps, après un travail long-temps soutenu et laborieux, n'éprouve une réfrigération soudaine par l'impression d'un air humide et froid qui répercuterait la transpiration et occasionerait un désordre extraordinaire dans le système de la circulation.

2° Ne pas se nourrir d'alimens indigestes, de ceux surtout qui sont d'une nature froide ou trop échauffans; mais observer un régime mixte, c'est-à-dire composé de légumes assaisonnés avec du vinaigre; de poisson, de chair; celle des volatiles mérite la préférence.

3° Ne pas boire trop d'eau, ayant soin de l'améliorer en la purifiant au moyen des fontaines filtrantes, et en y faisant dissoudre une dose modérée de nitre, ce qui la rendra une boisson hygiénique très-salutaire pendant les fortes chaleurs principalement.

4° Faire usage le matin à jeun, de temps en temps dans la journée, et surtout avant de se coucher, de quelques verres d'eau sucrée où on aura versé 5 à 6 gouttes d'éther; tous les bons praticiens ayant reconnu la grande vertu de l'éther sulfurique dans le traitement du choléra.

---

§ XV. *Hygiène à suivre.*

1° Se garantir, autant que possible, de la chaleur, toutes les observations ayant fait connaître sa nuisible influence sur la production du choléra. En effet, l'effrayante épidémie de ce mal redoutable, qui régna au Bengale l'an 1818, eut pour principale cause l'excessive chaleur qui se fit sentir dans ce pays après un printemps court et humide.

Tous les jours, pendant le mois de mai et le milieu du mois de juin, le thermomètre montait et se soutenait pendant huit à dix heures à trente-quatre degrés (R.); 2° suspendre les travaux dans les journées les plus chaudes, pour ne pas exposer la classe ouvrière à l'ardeur des rayons solaires; 3° ne pas s'endormir sur le sol au grand air, éviter l'humidité de l'atmosphère, pendant la nuit surtout; 4° ne pas coucher dans la malpropreté; 5° ne pas boire, pour étancher la soif, une grande quantité d'eau, et principalement lorsque le corps est échauffé; choisir la moins fangeuse, et par conséquent la meilleure; 6° ne pas charger l'estomac d'alimens difficiles à digérer, en rejetant toujours ceux soupçonnés de mauvaise qualité; 7° faire usage, le plus souvent que l'on peut, d'une nourriture excitante. L'utilité de ces précautions est constatée par l'observation due à l'auteur du Mémoire, que les naturels éloignés de Calcutta, ceux qui habitaient sur la rive opposée du fleuve, furent bien moins sujets à la maladie, et le nombre des morts fut beaucoup moins considérable parmi eux. Cependant ils éprouvaient le même degré de chaleur; mais, n'étant pas obligés de travailler dans les chantiers et sur les bords de l'eau; se nourrissant mieux, usant de substances stimulantes, ne couchant pas en plein air, et par conséquent n'étant pas exposés à l'humidité de l'atmosphère pendant la nuit, ils se garantissaient plus aisément d'une épidémie qui a étendu ses plus grands ravages sur un rayon de vingt lieues.

SIXIÈME SECTION.

Mesures prises par le gouvernement, au sujet du choléra-morbus. (Article officiel.)

A une époque où tant d'appréhensions se manifestent, de l'importation du *choléra-morbus*, dans nos contrées, il est de notre devoir de faire connaître avec détails les sages précautions que prend le gouvernement pour dissiper tout danger. C'est surtout dans cet ouvrage que de semblables documens doivent trouver place, puisqu'il est le recueil officiel des travaux qui ont pour but la salubrité publique.

M. le président du conseil, ministre de l'intérieur, a adressé la circulaire ci-jointe aux membres de toutes les intendances et commissions sanitaires existant en France.

Paris, le 10 juin 1831.

Messieurs, les instructions émanées du ministère de l'intérieur ont rangé le choléra-morbus au nombre des maladies contre l'importation desquelles l'administration doit se prémunir. Cette opinion, fondée sur l'avis de l'ancienne commission sanitaire centrale, a déterminé l'application des dispositions de l'ordonnance du 7 août 1822, aux provenances des pays affectés du choléra.

Dans les graves circonstances où nous nous trouvons placés, par suite des progrès de ce fléau dans plusieurs des états du Nord, les administrations sanitaires du royaume sont donc dès à présent fixées, en principe, sur les mesures de précaution auxquelles elles doivent soumettre les arrivages des ports de Russie, ou tous autres qui seraient suspectés de porter le germe de la maladie. Mais il importe, de plus, que ces administrations soient mises en demeure de procéder, à cet égard, uniformément; et, à cet effet, de concert avec le conseil supérieur de santé j'ai arrêté les dispositions suivantes:

1° Dorénavant, et jusqu'à nouvel ordre, les navires venant de la mer Baltique seront, *sans exception*, tenus de représenter une patente de santé, nonobstant la modification apportée par la décision royale du 22 novembre 1826 à l'article 13 de l'ordonnance du 7 août 1822;

2° Les ports russes de cette mer cesseront immédiatement d'être réputés sains.

3° A partir du 15 juin 1831, seront classés sous le même régime de la *patente suspecte* les navires venant des pays du littoral de la Baltique, qui recevraient sans précaution les provenances des ports russes, et ceux partis de tout autre point de la même mer, où l'on ne prendrait pas les précautions nécessaires pour prévenir l'introduction du choléra.

4° Le régime de la *patente brute* sera appliqué

aux navires provenant des ports *infectés du choléra* ou situés dans les provinces qui sont en proie à cette maladie.

5° Toute autre provenance de ladite mer sera rangée sous le régime de la *patente nette*.

6° Les bâtimens arrivant des ports russes de la mer Noire et de la mer d'Azof, de la Courlande, de la Livonie, de la Finlande, et des gouvernemens de Revel et Saint-Pétersbourg (ports de Riga, Revel, Cronstadt, Saint-Pétersbourg, Viborg, etc.) seront considérés comme étant tous, *sans exception*, sous le régime de la *patente brute*; et les provenances des pays communiquant sans précaution avec ces ports seront traitées comme étant placées sous le régime de la *patente suspecte*.

7° Les mesures sanitaires, pour chaque régime, seront arrêtées d'après les indications suivantes :

Tableau des quarantaines et mesures sanitaires auxquelles sont soumis les navires venant des ports de la Baltique, et arrivant dans ceux de France, sur lest, ou chargés de marchandises et autres objets.

DU GENRE SUSCEPTIBLE.	DU GENRE NON SUSCEPTIBLE.
Patente nette.	*Patente nette.*
Quarantaine de cinq à huit jours. — Hardes, hamacs et effets de l'équipage et des passagers, à l'évent pendant trois jours.	Quarantaine de trois à cinq jours. — Hardes, hamacs et effets de l'équipage et des étrangers, à l'évent pendant trois jours.
Patente suspecte.	*Patente suspecte.*
Quarantaine de dix à quinze jours. — Hardes, hamacs et effets	Quarantaine de cinq à dix jours. — Hardes, hamacs et effets de l'é-

de l'équipage et des passagers, à l'évent pendant dix jours.

Patente brute.

Quarantaine de quinze à vingt-cinq jours. — Hardes, hamacs et effets de l'équipage et des passagers, à l'évent pendant quinze jours; fumigation du navire, lavage à l'eau de chaux, ventilation, déchargement des marchandises au lazaret s'il y a lieu.

quipage et des passagers, à l'évent pendant cinq jours.

Patente brute.

Quarantaine de dix à quinze jours. — Hardes, hamacs et effets de l'équipage et des passagers, à l'évent pendant dix jours; fumigation du navire, lavage à l'eau de chaux, ventilation.

Nota. Jusqu'à nouvel ordre, le *minimum* des quarantaines devra seul être appliqué aux provenances de la Baltique.

Il n'est pas nécessaire de vous faire remarquer que vous ne sauriez apporter trop de soin à la vérification de l'état sanitaire des provenances auxquelles se rapporte la présente. Si un navire ne vous représentait pas de patente de santé, ce serait plus que jamais le cas de lui imposer le surcroît de quarantaine que prescrit l'article 14 de l'ordonnance du 7 août 1822. Vous ne manqueriez point alors de vous faire communiquer le journal et les autres papiers du bord, afin de chercher à reconnaître, par tous les moyens possibles, les circonstances qui seraient de nature à influer sur votre délibération.

Je vous rappellerai, au surplus, que, conformément à l'article 39 de l'ordonnance précitée, lorsque l'état sanitaire entraîne le régime de la patente suspecte ou brute, la quarantaine est de rigueur, et ne peut être purgée que dans les ports et rades désignés à cet effet : or, ce sont :

« La rade de Marseille et la rade de Toulon, qui

seules peuvent recevoir les provenances du Levant et des côtes de Barbarie sur les deux mers ;

» La rade de l'île Tatihou (Manche);

» L'île Saint-Michel, près Lorient;

» La rade de Trompeloup (Gironde);

» La pointe du Hoc, près le Havre;

» Le lazaret de Tréberon (Finistère);

» Le lazaret de la ponte des Minimes, près de La Rochelle;

» Celui de Bayonne. »

Vous devez donc renvoyer à l'un des lazarets établis dans ces différentes localités tout bâtiment assujetti à une quarantaine de rigueur, comme passible de la patente brute ou suspecte. Mais vous aurez toujours soin d'indiquer au navire celui de ces mouillages que son intérêt lui ferait préférer, pourvu, toutefois, que cette désignation n'ait aucun inconvénient pour la santé publique. Les motifs de votre détermination à cet égard seront exprimés dans votre délibération.

Au reçu de la présente, les intendances ou les commissions sanitaires sous la direction desquelles sont placés les établissemens dont il s'agit, feront immédiatement les dispositions nécessaires pour faciliter les quarantaines des bâtimens, des marchandises et des passagers.

Quant aux navires qui ne seront assujettis qu'à une simple quarantaine d'observation, comme classés sous le régime de la *patente nette*, vous prendrez toutes les mesures propres à assurer leur isolément, jusqu'au moment où ils pourront être admis à la libre pratique.

Déjà, en Angleterre et en Prusse, de sages précautions ont été adoptées à l'égard des provenances des ports de la Russie. A une époque où les chaleurs, ainsi que la libre navigation du Sund et de la Newa, augmentent le danger, l'administration en France ne doit pas se montrer moins prudente que celles de ces deux pays ; et je ne doute pas que, dans cette conviction, vous ne vous attachiez particulièrement à faire exécuter les règles que je viens d'établir.

J'y ajoute une note rédigée par M. *Moreau de Jonnès*, rapporteur du conseil supérieur de santé, sur les caractères du choléra-morbus et les symptômes d'après lesquels on peut reconnaître cette terrible maladie.

Agréez, messieurs, l'assurance de ma considération très-distinguée.

Le président du conseil, ministre de l'intérieur,

CASIMIR PÉRIER.

Caractères du Choléra-Morbus pestilentiel.

Le symptôme principal du choléra consiste dans des vomissemens et des déjections d'un fluide aqueux sans saveur et sans odeur.

Ces évacuations sont ordinairement précédées d'un sentiment de plénitude et de douleur dans l'estomac, gonflement dans l'abdomen, envie pénible d'aller à la selle ; elles sont accompagnées d'oppression, constriction du cœur, soif et chaleur interne. Les symptômes qui suivent, ou qui ont lieu en même temps, sont des crampes violentes, commençant aux doigts et aux orteils, s'étendant aux poignets et aux avant-bras, aux jambes, aux cuisses, à l'abdomen et à la partie inférieure du thorax.

Concurremment avec ces signes, il y a diminution uniforme de l'action du cœur et des artères, affaiblissement du pouls, aux poignets, aux tempes, jusqu'à un degré où il devient imperceptible ; respiration laborieuse, embarrassée, avec soupirs et inspirations entrecoupées ; apâlissement et refroidissement du corps par l'effet du mouvement du sang, qui se retire vers les grandes cavités ; sueurs froides, nuance plombée, bleuâtre, pourpre et livide de la peau ; figure effarée, abattue, consternée ; yeux fixes, vitrés, enfoncés dans leurs orbites, environnés de cercles noirs ; lèvres pourpres ou livides ; ongles d'une teinte bleue ; bouche sèche et aride ; langue blanche ou bleuâtre ; voix basse et dure.

Il y a beaucoup de variétés dans l'ordre et la rapidité des symptômes en général. Les vomissemens sont les plus fréquens et les plus prompts, puis les évacuations alvines, ensuite les crampes et les spasmes.

Le fluide des éjections est aqueux, transparent, blanchâtre, ou légèrement cendré ; quelquefois il est vert, obscur comme une infusion de thé, viscide, mêlé de mucus ; sa saveur est parfois acide.

Les spasmes sont extrêmement violens, et causent une torture insupportable : celui qui les éprouve peut à peine être contenu par quatre à cinq personnes.

Quand la maladie n'a pas une terminaison funeste, le rétablissement est souvent long et difficile, accompagné de débilité dans les organes, de paralysie dans la vessie, de dyssenterie ou d'une hydropisie incurable.

(*Extrait du rapport au Conseil supérieur de santé du royaume, par* M. Moreau de Jonnès.)

MINISTÈRE DU COMMERCE ET DES TRAVAUX PUBLICS.

Circulaire à MM. les Membres composant l'intendance sanitaire d...

Paris, le 25 juin 1831.

Messieurs,

Depuis que, par ma circulaire du 10 juin, j'ai arrêté de premières dispositions ayant pour objet de préserver le royaume du *choléra-morbus*, ce fléau redoutable a fait de grands progrès sur le littoral de la Baltique, et le danger de son importation dans nos ports s'est accru par diverses circonstances.

Je suis informé qu'un grand nombre de navires,

provenant de Riga, sont arrivés depuis le 1er juin à Elseneur, ayant à leur bord des malades atteints du *choléra*;

Que quelques-uns d'entre eux seulement ont été soumis à la quarantaine;

Que cependant les autorités d'Elseneur ont continué pendant quelques jours à délivrer des *patentes nettes* aux capitaines partant de ce port pour sortir de la Baltique;

Et que des navires prussiens, destinés pour Dunkerque, Calais, Cherbourg, etc., sont partis de Memel, port voisin de Riga, et qu'ils ont passé le Sund, porteurs de *patentes nettes* ou sans aucunes patentes;

Que deux navires ayant également dans leurs équipages des hommes atteints du *choléra* ont mouillé, le 2 et le 3 juin, en rade de Copenhague, où, à cette époque, on ne prenait pas encore des mesures suffisamment rassurantes;

Qu'enfin, par ordre du gouvernement hollandais, les navires venant des ports de la Russie ont été admis dans ceux de la Hollande, *sur la seule présentation d'une patente de santé*, et qu'on ne soumettait à la quarantaine que ceux qui n'étaient point munis de cette pièce.

D'après ces différentes considérations, et sur la proposition du Conseil supérieur de santé, j'ai décidé:

1° Que les navires venant des ports prussiens seront placés sous le régime *de la patente suspecte*, et ceux venant de Dantzig sous le régime *de la patente brute;*

2° Que les navires venant des ports danois, et particulièrement d'Elseneur et Copenhague, seront rangés sous le régime *de la patente suspecte ;*

3° Que provisoirement, et attendu le défaut de mesures suffisantes dans les ports de la Hollande, les navires qui en proviennent seront mis jusqu'à nouvel ordre sous le régime *de la patente suspecte.*

A raison de la gravité des circonstances, je vous ai déjà transmis hier l'indication sommaire de ces ordres par dépêche télégraphique ; je ne saurais trop vous exhorter à redoubler d'activité, de soins et de surveillance, dans les fonctions importantes qui vous sont confiées.

Je vous prie d'ailleurs de me faire connaître sans délai les événemens qui seraient de nature à donner, dans le ressort de l'administration sanitaire dont vous faites partie, de justes appréhensions pour la conservation de la santé publique.

Je viens d'inviter M. le ministre des affaires étrangères à donner des instructions pour que dorénavant les capitaines des navires étrangers soient tenus, comme le sont déjà les capitaines français, de soumettre leur patente de santé au *visa* de nos agens consulaires dans les villes maritimes de la Russie, de la Prusse, de la Norwége, du Danemarck, des villes anséatiques, du Hanovre, de la Hollande et de la Belgique, et pour que ces *visa* soient apposés *sans rétribution.* Ainsi les capitaines n'auront pas d'intérêt à se soustraire à l'obligation qui leur est imposée, lorsque le port de départ ne donnera lieu à aucun soupçon.

Recevez, Messieurs, l'assurance de ma considération très-distinguée.

Le président du conseil, ministre de l'intérieur,

CASIMIR PÉRIER.

Nota. Les circulaires que nous allons faire connaître ont été adressées à MM. les membres composant les diverses administrations sanitaires établies en France. (1)

Paris, le 8 juillet 1831.

Messieurs, d'après la note qui termine le tableau de quarantaines contenu dans ma circulaire du 10 juin dernier, le *minimum* des quarantaines applicables à chaque *régime* a dû seul être imposé jusqu'ici aux provenances de la Baltique.

Le choléra-morbus s'étant manifesté à bord d'un grand nombre de bâtimens sortis du Sund, et qui sont maintenant sous voiles dans l'Océan, ou déjà mouillés dans nos ports et dans ceux de l'Angleterre et de l'Écosse, le Conseil supérieur de santé a jugé

(1) Nous considérons comme très-utile de faire connaître ces circulaires. Si quelque chose doit tranquilliser, c'est sans contredit de voir à ce sujet la sollicitude du gouvernement; elle ne saurait être trop précoce ni trop grande. (*N. du R.*)

qu'il était temps de révoquer la disposition que renferme la note précitée.

Je viens de décider, en conséquence, que les Intendances et les Commissions sanitaires useront, à compter de ce jour, du pouvoir d'étendre les quarantaines imposées aux navires suspects, et d'appliquer au besoin le *maximum* indiqué pour les différentes classifications des arrivages du nord de l'Europe, dans le tableau des mesures sanitaires annexé à la circulaire du 10 juin dernier.

Agréez, Messieurs, l'assurance de ma considération très-distinguée,

Le Pair de France, ministre secrétaire d'État du commerce et des travaux publics,

Signé Cte D'ARGOUT.

Paris, le 15 juillet 1831.

Messieurs, je suis informé avec certitude que, le 27 juin dernier, cent douze navires, venant de la Baltique, ont passé le Sund pour entrer dans l'Océan.

Sur ce nombre considérable, il y a cinquante-six navires sortis de Riga, et qui, n'ayant été expédiés de ce port que 29 jours après que le choléra-morbus s'y est manifesté, doivent être, pour la plupart, infectés de cette contagion.

Dans cette occurence, qui menace de l'importation de ce fléau les contrées maritimes de l'Europe occidentale, vous redoublerez sans doute, Messieurs, de zèle et d'activité pour faire exécuter strictement les dispositions sanitaires relatives aux provenances des ports russes, qui doivent être, *toutes sans exception*, classées sous le régime de la patente brute.

Agréez, Messieurs, l'assurance de ma considération distinguée,

Le pair de France, ministre secrétaire d'État du commerce et des travaux publics,

Signé comte **D'ARGOUT**.

Paris, le 20 juillet 1831.

Messieurs, d'après l'avis du Conseil supérieur de santé, j'avais décidé que les provenances de la Hollande seraient classées sous le régime de la patente suspecte, jusqu'à ce que le gouvernement français eût obtenu des informations officielles et positives sur les effets qu'avait pu produire, sur l'état sanitaire de ce pays, le retard qu'il a apporté à se précautionner contre l'importation du choléra-morbus, par les arrivages de la Baltique.

L'espace de temps qui s'est écoulé dissipe aujourd'hui les appréhensions qu'on avait conçues; et les dispositions prises par le gouvernement hollandais nous permettent d'être rassurés sur l'avenir.

Vous voudrez bien, en conséquence, Messieurs, ne soumettre désormais les arrivages de la Hollande, avant de les admettre à libre pratique, qu'à une simple quarantaine d'observation de trois à cinq jours, si les cargaisons sont de genre non susceptible, et cinq à huit, si leurs marchandises sont du nombre de celles suspectées de pouvoir transmettre la contagion; le tout conformément au tableau des quarantaines, annexé à ma circulaire du 10 juin dernier, et sans préjudice des mesures que vous croiriez nécessaire de prescrire, en raison des circonstances que vous ferait connaître l'examen des navires, de leurs équipages et passagers, et des papiers de bord dont vous devez exiger la production.

Agréez, Messieurs, l'assurance de ma considération distinguée,

Le Pair de France, ministre secrétaire d'État du commerce et des travaux publics,

Signé comte D'ARGOUT.

Paris, le 9 juillet 1831.

Messieurs, on a remarqué que des navires partis d'un port infecté du choléra-morbus, sans que leurs équipages parussent atteints de cette maladie, en ont éprouvé l'irruption le jour ou le lendemain de leur appareillage, et que, conséquemment, leur état sanitaire est mieux indiqué par une patente de santé délivrée ou visée aux lieux de relâche que par celles qui sont prises aux lieux de départ.

Cette considération a déterminé le Conseil supérieur de santé à me proposer de rétablir immédiatement l'obligation autrefois imposée aux navires français et étrangers sortant du Sund, à destination de France, de prendre une patente de santé auprès du consul de France à Elseneur, ou de faire viser et apostiller par lui la patente du port de leur départ.

Je viens de prier, en conséquence, M. le ministre des affaires étrangères de donner des instructions à nos consuls à Elseneur et dans les ports au-delà du Sund, pour l'exécution de cette mesure, qui d'ailleurs sera gratuite et seulement temporaire.

J'ai l'honneur de vous en informer pour vous engager à apporter la plus grande sévérité à l'examen de l'état sanitaire des provenances desdits ports qui n'auraient pas rempli cette formalité.

Il est au surplus bien entendu que, dans tous les cas, les patentes de santé, visas, certificats et autres documens analogues, ne déterminent point le régime sous lequel les navires doivent être placés dans nos ports; qu'ils sont seulement, conformément au titre IV des Instructions générales concernant la police sanitaire, l'un des élémens de la classification des provenances, et que la décision des administrations sanitaires doit être fondée sur l'ensemble des témoignages et des considérations résultant de l'interrogatoire du capitaine, des marins et des passagers, de l'examen des navires et des papiers de bord, de l'origine des provenances, de la durée du trajet, du gisement des lieux d'arrivée, de l'influence des saisons, des avis reçus par les administrations maritimes, de la nature des cargaisons, etc., etc.

Agréez, Messieurs, l'assurance de ma considération très-distinguée,

Le Pair de France, ministre du commerce et des travaux publics,

Signé Cte D'ARGOUT.

Paris, le 15 juillet 1831.

Messieurs, plus d'un mois s'est écoulé depuis que les intendances et commissions sanitaires du littoral des deux mers ont été instruites, par plusieurs circulaires, des mesures qu'exige le danger de l'importation du choléra-morbus, au moyen de nos communications commerciales avec les pays infectés de cette contagion.

J'apprends même indirectement que deux navires provenant de ces pays ont été admis depuis longtemps au mouillage des lazarets de l'Océan pour y purger leur quarantaine.

Et cependant il ne m'est encore parvenu aucun rapport qui me fasse connaître officiellement l'état sanitaire des équipages de ces navires, la nature plus ou moins susceptible de leurs cargaisons, les ports de leur départ et de leurs relâches, toutes les circonstances enfin qui ont dû réclamer votre surveillance attentive et sévère, et qui appellent et excitent toute ma sollicitude.

Il importe, Messieurs, aux premiers intérêts du pays que je sois informé régulièrement, avec un soin constant et une exactitude rigoureuse, de tous les événemens qui, dans votre ressort, se rattachent à la conservation de la santé publique.

Rien, sur cet important sujet, ne doit être regardé avec indifférence. Un débarquement clandestin, le naufrage d'un navire de la Baltique, un marin jeté à terre isolément par un bâtiment en quarantaine, suffit pour devenir la cause première des plus grands désastres.

Redoublez de zèle, Messieurs, dans cette circonstance grave ; et désormais que toutes les semaines il me parvienne un rapport de chaque intendance ou commission sanitaire, même lorsque aucune circonstance ne semblerait en faire une nécessité. Ce sera pour moi un témoignage satisfaisant de votre activité à remplir les fonctions importantes qui vous sont confiées.

Recevez, Messieurs, l'assurance de ma considération distinguée,

Le Pair de France, ministre secrétaire d'État du commerce et des travaux publics,

Signé Cte D'ARGOUT.

A MM. les préfets, sous-préfets et présidens des intendances et commissions sanitaires.

Paris, ce 1er août 1831.

Monsieur, les progrès que fait en Europe la cruelle maladie connue sous le nom de choléra-morbus pestilentiel ont excité la sollicitude du Roi, il a pensé que son gouvernement ne pouvait s'entourer de trop de lumières pour rechercher les faits, et pour arrêter les mesures les plus propres à préserver la France de l'importation de ce redoutable fléau. Par une ordonnance du mois dernier, Sa Majesté a augmenté le nombre des membres du Conseil supérieur institué près de mon ministère, pour donner son avis sur les questions qui intéressent la santé publique.

Pour abréger les lenteurs qui, en pareille matière, pourraient entraîner de si graves conséquences, l'article 4 de cette ordonnance porte encore que le vice-président du Conseil supérieur de santé pourra être chargé, *sous mon autorité*, de la correspondance pour l'instruction et l'expédition des affaires sanitaires. Je crois devoir user de cette faculté de délégation dans un moment où, d'une part, la correspondance sanitaire doit prendre un redoublement d'importance et d'activité; où, de l'autre, la réunion des Chambres et la discussion d'un grand nombre de lois d'un haut intérêt ne me permettront pas de donner, aux détails si multipliés de mon administration, tout le temps qu'ils exigeraient.

Vous devrez donc, Monsieur, ajouter foi aux dépêches qui vous seront transmises en mon nom, et sous le contre-seing de mon ministère, par M. le baron HÉLY-D'HOISSEL, conseiller d'état, vice-président du Conseil supérieur de santé, dont vous trouverez la signature ci-jointe.

Les lettres que vous pouvez avoir à lui adresser devront, pour lui parvenir en franchise, être mises sous mon couvert.

Recevez, je vous prie, Monsieur, l'assurance de mes sentimens de considération très-distinguée,

Le Pair de France, ministre secrétaire d'état du commerce et des travaux publics.

Signé Cte D'ARGOUT.

Interdiction de l'entrée en France d'effet de friperie. — Rapport du 16 août.

Sire,

Un avis délibéré hier par le conseil supérieur de santé établit que, dans beaucoup de pays d'Europe ravagés par le choléra-morbus, les vêtemens et effets des individus atteints de cette maladie n'ont été ni détruits, ni même purifiés;

Qu'une grande partie des dépouilles des victimes de ce fléau est entrée dans le commerce de friperie, et que la difficulté de vendre ces vêtemens sur les lieux où leur origine est connue, a déterminé les personnes qui se sont livrées à cette spéculation à les emporter, par diverses voies, jusque dans les pays éloignés;

Que le danger de l'introduction de ces objets a déjà été reconnu par l'Angleterre, la Prusse, la Suède et les villes anséatiques, et que leur importation dans ce pays a été défendue sous les peines les plus sévères;

Qu'il est utile d'en prohiber également l'introduction en France, et que cette prohibition, si importante pour la conservation de la santé publique, ne peut entraîner pour le commerce un préjudice notable, attendu le peu d'importance du capital employé, année moyenne, en France, dans ce commerce;

Que le commerce de friperie doit être exactement

surveillé par les autorités administratives et sanitaires dans les départemens du littoral des deux mers, ainsi que dans ceux qui bordent nos frontières de terre;

Enfin, que le choléra-morbus ayant éclaté en divers lieux à la suite de l'introduction de ballots de chanvre et de lin provenant des pays infectés par cette maladie, il y a lieu de ne permettre l'importation de cette marchandise qu'avec certaines précautions, qui n'imposeront au commerce qu'un retard de quelques jours, ce qui ne saurait être mis en balance avec les dangers que l'absence de ces précautions pourrait faire courir à la santé publique.

L'avis donné par le conseil supérieur de santé ne me paraît pas devoir être négligé; j'ai en conséquence l'honneur de proposer à Votre Majesté de signer le projet d'ordonnance ci-joint.

Je suis, etc. *Signé* comte d'Argout.

Ordonnance du roi.

Art. 1er. L'entrée du royaume, par les frontières de terre et de mer, est interdite à tous les effets d'habillement vieux, ou même simplement supportés, constituant le commerce de friperie, ainsi qu'aux garnitures de lits et aux fournitures des hôpitaux, casernes, camps ou lazarets.

Sont exceptés de cette prohibition absolue les hardes, vêtemens et effets appartenant aux voyageurs dont ils devront suivre le sort pour être, comme eux, admis à la libre pratique, ou soumis aux purifications prescrites par les réglemens de quarantaine.

2. Les chanvres et lins provenans des pays du Nord ne seront admis dans nos ports qu'après que les ballots auront été débarqués dans les lazarets établis, ou dans les lieux consacrés provisoirement à cet usage, qu'ils y auront été ouverts, et que leur contenu aura été soumis à la ventilation pendant le nombre de jours déterminé par l'intendance ou la commission sanitaire.

Les personnes employées au transport desdits ballots, et celles qui auront été chargées de leur purification ne seront admises à libre pratique qu'après avoir été séquestrées pendant le même espace de temps. *Signé* LOUIS PHILIPPE.

SEPTIÈME SECTION.

FAITS ET OBSERVATIONS DIVERS.

1° *Proposition faite par le docteur* CHERVIN, *au ministre de l'intérieur, pour que des expériences soient faites à l'effet de constater si le choléra est ou non contagieux.*

M. le docteur Chervin désirerait que le gouvernement fît transporter en France, dans un lieu désigné, les hardes des personnes mortes du choléra, et que, par des expériences bien constatées, on s'assurât si cette maladie est contagieuse ou non. Le gouvernement n'a pas cru devoir accueillir cette proposition.

2° *Opinion de* M. Rollet (Félix) *sur la contagion.*

Ce médecin croit que le choléra-morbus n'est pas contagieux, c'est-à-dire qu'il ne se propage pas par le seul contact; mais comme cette question présente des doutes, et que dans ce cas il est prudent de s'abstenir, il ajoute qu'il ne voit pas d'inconvénient à ce qu'on ne s'approche que le moins possible de l'individu atteint du choléra-morbus, à moins qu'on y soit appelé pour lui donner des soins, auquel cas il engage à ne pas redouter le danger.

3° *Opinion de M. le docteur* Pinel *sur le choléra.*

Le docteur Pinel, dans une lettre datée du 6 juillet 1831, et adressée à M. Magendie, s'exprime ainsi :

« Plus j'observe cette maladie, plus je suis convaincu qu'elle diffère entièrement de celle décrite par les auteurs sous le nom de *choléra-morbus*; elle atteint spécialement les individus affaiblis par des maladies aiguës et surtout chroniques, par une mauvaise nourriture ou d'excessives fatigues; son début est ordinairement subit comme l'attaque apoplectique ; s'il y a quelques symptômes précurseurs, ils sont si vagues, qu'on ne peut en préciser aucun ; les douleurs abdominales et les crampes aux jambes en sont quelquefois les prodromes (1). Dans son état de violence, elle présente les phénomènes suivans.

État extérieur.

» La peau est livide, sèche et froide ; les extrémités du corps sont glacées et noires ; la figure, ordinairement livide, porte l'empreinte de la terreur ; les yeux, convulsivement renversés, sont enfoncés dans l'orbite comme à la suite de longs marasmes ; les parois abdominales, fortement contractées, semblent collées contre la colonne vertébrale, et les malades se ploient en deux, de manière que leurs genoux touchent presque le menton.

État des principales fonctions.

» Le pouls est sensible, même aux artères carotides ; l'auscultation fait entendre au cœur, surtout vers les cavités aortiques, un bruissement faible et continu, assez comparable à celui que produirait le mouvement continuel d'une petite roue. La respiration est courte, précipitée, accompagnée de gémissemens et de hoquets ; les vomissemens sont très-rarés, les déjections plus fréquentes, brunes,

---

(1) Avant-coureur ou précurseur.

jaunes ou blanchâtres. Très-souvent on n'observe ni vomissemens ni déjections.

» Au milieu de cet anéantissement de la vie nutritive, l'intelligence paraît rester saine; il n'y a ni délire ni rêvasseries; en insistant fortement, on obtient quelques réponses justes.

» Dans cette maladie, les symptômes les plus graves sont le froid et la lividité générale, et surtout l'imminence de la suffocation et la cessation des battemens du cœur. Cet état dure plusieurs heures, quelquefois un jour, rarement plusieurs. Il peut survenir une rémission de quelques heures, puis une récidive, et c'est souvent à la seconde ou troisième rechute que succombent les malades. Dans l'état de violence extrême de la maladie, la mort arrive en peu d'heures. Les convalescences sont longues, pénibles, toujours compliquées d'affections organiques profondes, dont l'anasarque (1) et la gangrène des extrémités sont les plus fréquentes. La figure conserve pendant plusieurs mois encore après la maladie l'aspect cadavérique, et les battemens du cœur sont d'une lenteur remarquable; à peine s'ils donnent 30 ou 40 pulsations par minute. »

Après avoir donné des détails anatomiques à peu près semblables à ceux qui ont été déjà communiqués par d'autres médecins, M. Pinel expose son opinion sur le siége de cette maladie; il pense qu'elle

---

(1) Enflure œdémateuse de toute l'habitude du corps.

réside dans les ganglions du nerf grand sympathique. Cette opinion n'est appuyée que sur des raisonnemens plus ou moins spécieux ; elle paraît cependant à M. Pinel la seule admissible. « Elle peut dès à présent, dit-il, avoir des résultats moraux fort importans. Il faut commencer par proclamer que la maladie qui règne ici n'est pas le choléra-morbus, mais une affection profonde du nerf *trisplanchnique* ; maladie encore inconnue ou mal observée, à laquelle je donnerai le nom de *trisplanchnie*, afin de proscrire ce funeste nom de choléra, qui, à lui seul, est une calamité. La trisplanchnie est épidémique comme toutes les maladies : elle se développe par une cause spéciale encore inconnue, chez les individus prédisposés par leur constitution ou des maladies antérieures ; les causes les plus fréquentes semblent être les variations brusques dans la température de l'air atmosphérique.

» Elle ne se transmet pas par le contact immédiat; et je suis tellement convaincu qu'elle n'est pas plus contagieuse que les gastrites et les pneumonies, que je me suis inoculé non-seulement le sang d'un malade dit cholérique, mais encore le mucus intestinal, pris sur le cadavre même.

« Je ferai observer que, lorsque je reste plus d'un quart d'heure dans la salle où sont les malades, j'éprouve des douleurs sourdes et profondes dans le bas-ventre, vers la colonne vertébrale, qui disparaissent en respirant le grand air ; et comme je ne suis faible ni de physique ni de moral, je ne puis croire que ce soit un effet d'imagination.

» Si, dans l'espace d'une année, la trisplanchnie s'est propagée d'Odessa et de Moscou à Varsovie, à Dantzick, je ne vois aucune raison plausible pour affirmer qu'elle ne parcourra pas toute l'Europe, et même ne passera pas en Amérique. D'après ses progrès et sa marche jusqu'à ce jour, cette propagation me paraît inévitable : on peut même prédire qu'elle sera plus violente dans les endroits les plus sujets aux brusques variations de température, tels que le nord de la Prusse et les bords du Rhin, au lieu qu'elle sera presque insensible à Paris, où la température atmosphérique est continuellement plus élevée que celle des environs, et varie seulement de quelques degrés.

» L'étude d'une maladie aussi singulière que cruelle mérite l'attention de tous les observateurs; en attendant des connaissances plus précises sur ce sujet, il est un moyen de la guérir dès à présent : c'est d'abord de ne pas la craindre, et ensuite de la nier. »

4° *Usage de l'hüile d'olive.*

Un fait utile à noter, c'est le succès étonnant qu'on a obtenu dans beaucoup de cas de l'usage de l'huile d'olive. On s'en est servi à l'Ile-de-France, à l'époque où le choléra y faisait ses ravages. Elle était prise intérieurement à grandes doses, et mêlée au camphre et à l'éther. On assure que M. Gourdemar l'ayant employée pour tâcher d'arracher à la mort trente-six nègres de son habitation qui étaient atteints de la contagion, il n'en perdit que deux. M. Robert, médecin du lazaret de Marseille, a fait, en 1821, des cures miraculeuses en administrant des potions huileuses aux malades atteints de la fièvre jaune : presque les deux tiers de ces malades ont été guéris, ce qui surpasse de beaucoup toutes les chances les plus heureuses que l'on ait jamais pu obtenir dans cette maladie (1).

5° *Remarques particulières sur le choléra.*

1° La durée du choléra, en Europe, a rarement une terminaison funeste avant le premier ou le second jour de l'invasion, tandis qu'au Bengale elle ne dépasse pas la période de deux ou trois heures.

2° Les signes précurseurs de la guérison sont l'amélioration des symptômes qui se prolonge pendant un jour ou deux, la cessation des vomissemens, ainsi que des déjections alvines, le pouls meilleur, un léger assoupissement, suivi d'un doux sommeil, le rétablissement des urines et des forces, la diminution de la soif, le retour de la chaleur sur les extrémités et les autres parties qui étaient froides.

(1) L'huile de Capejut guérit radicalement, c'est affirmé dans un rapport fait par des médecins. Elle est fort rare à Paris.

3° Les médecins établis dans les contrées où le choléra fait les plus grands ravages, ne doivent jamais oublier la manière étonnante dont l'éther sulfurique soulage les malades à l'instant même qu'il est administré.

6° *Précautions prises à Carlsruhe.* (1)

« On prend dans tous les pays des mesures sérieuses pour empêcher les progrès du choléra. Ainsi notre gouvernement vient de rendre une ordonnance par suite de laquelle aucunes marchandises ne seront plus transportées, à moins qu'elles ne soient accompagnées de certificats d'origine ou de passeports sanitaires qui constatent qu'elles ne viennent point d'un pays où règne cette maladie, ou qu'elles ont été pendant un espace de temps déterminé déposées dans un pays où le choléra ne s'est pas encore manifesté. Nous nous empressons de vous instruire de cette mesure et de vous prier de la faire connaître immédiatement aux négocians de votre ville, en les engageant à munir de pièces semblables toutes les marchandises qu'ils expédieront de ce côté-ci, afin d'empêcher qu'à leur arrivée elles ne soient soumises aux mesures sévères qui sont exécutées à l'égard de celles dont l'origine ou le point de départ ne serait point justifié de cette manière.

---

(1) Lettre de la chambre de commerce de Carlsruhe à celle de Strasbourg.

7° *Opinion de M. le docteur* Coster.

Ce médecin dans une lettre qu'il a adressée à la *Revue Britannique*, prétend que le choléra-morbus n'est autre chose qu'une *fièvre pernicieuse*, arrivée au dernier degré de malignité; et que pour s'en préserver autant que possible, il faut faire usage du quinquina à diverses doses suivant le tempérament de la personne.

Il motive son opinion par des comparaisons qu'il fait entre les deux maladies.

Nous croyons devoir achever cette section en faisant connaître l'instruction rédigée par M. Labarraque. Les précautions sanitaires qu'elle indique sont toujours bonnes à prendre; nous les recommandons vivement à nos lecteurs.

Instruction sur l'emploi du chlorure d'oxide de sodium, pour se préserver des maladies épidémiques ou contagieuses, telles que le choléra-morbus, la peste, la fièvre jaune, etc.; par A.-G. Labarraque, *chevalier de la Légion-d'Honneur, membre de l'Académie royale de médecine, du Conseil de salubrité, etc.*

Pharmacien, rue Saint-Martin, n° 69, à Paris.

Les heureux effets obtenus au moyen des chlorures désinfectans, dans des circonstances graves, sont trop nombreux et trop universellement connus pour qu'il puisse être utile d'appuyer de nouvelles preuves leur efficacité, et justifier de la sorte la conviction profonde où je suis qu'ils détruisent complétement les miasmes. Mais si je crois superflu de démontrer ici l'action salutaire de ces puissans agens dans les maladies funestes qui portent la terreur chez les populations, je n'en sens que plus vivement la nécessité d'indiquer une méthode rationnelle d'employer avec le plus d'avantages les chlorures, comme préservatifs assurés des maladies épidémiques ou contagieuses : c'est ce qui me détermine à publier l'instruction suivante, laissant aux gouvernemens, pour lesquels il est un devoir sacré, le soin de prendre toutes les précautions capables de préserver les peuples des miasmes ou virus qui transmettent les maladies réputées contagieuses. A cet égard, je crois devoir rappeler les mesures sanitaires ordonnées en France en 1824 sur ma proposition, et qui ont été suivies des plus consolans résultats, soit au lazaret de Marseille, soit dans le Levant et ailleurs.

Prévoir tous les cas dans une instruction sommaire est une chose impossible. Mais en supposant, 1° qu'on peut habiter un lieu malsain ou menacé de l'approche d'une maladie transmissible et funeste; et 2° en admettant qu'on se trouve dans une ville où de nombreuses victimes sont moissonnées chaque jour, et indiquant dans ces deux pénibles situations la manière de se préserver de toute atteinte fâcheuse, c'est, je crois, remplir les plus importantes des conditions.

Si l'on habite un pays malsain ou menacé de l'approche d'une maladie contagieuse, il sera indispensable de se laver le visage et les mains, matin et soir, avec de l'eau chlorurée. On prendra, à cet effet, deux verres d'eau, sur lesquels on versera trente ou quarante gouttes de chlorure d'oxide de sodium. On tiendra constamment dans sa chambre à coucher deux assiettes, dans lesquelles on mettra chaque jour un petit verre à liqueur de chlorure, avec cinq à six fois autant d'eau. On aura soin de placer au moins une semblable assiette dans chaque pièce de l'appartement, et préférablement près des fenêtres et des portes, afin que l'air, en s'introduisant, se purifie ou se charge d'émanations chlorurées aqueuses. Si l'on est obligé de sortir de sa maison et de parcourir des quartiers infectés, il faudra tenir sur sa bouche et sous le nez, de temps en temps, un linge mouillé d'eau chlorurée, ou bien respirer souvent du chlorure pur contenu dans un flacon. En rentrant chez soi, il faudra se laver avec l'eau chlorurée. Les doses de chlorure que je viens d'indiquer sont suffisantes, et il serait inutile de les dépasser.

Toutefois, si ce ne sont plus seulement des craintes, mais un mal réel, l'invasion d'une maladie qui fait de nombreuses victimes, alors il faut répéter plus souvent les lavages d'eau chlorurée aux mêmes doses, s'en rincer fréquemment la bouche, faire des ablutions sur le corps une fois par jour, ou bien prendre un bain, dans lequel on ajoutera un verre de six onces environ de chlorure d'oxide de sodium, et se faire frictionner avec une flanelle chaude en sortant de ce bain. Il faut augmenter le nombre d'assiettes dans les chambres, en placer près des croisées, qu'on garnira de rideaux en grosse toile humectée avec de l'eau chlorurée, de manière à forcer l'air de tamiser au travers de ces canevas très-clairs. Auprès des portes on tiendra des cuvettes bien évasées et remplies d'eau chlorurée. En dehors de ces portes, on devra faire, deux ou trois fois par jour, des arrosages avec de l'eau contenant le quarantième de son poids de chlorure. Si l'on habite une maison vaste, à l'entrée et sous la porte cochère il y aura un grand vase contenant de l'eau chlorurée, et les domestiques ou autres personnes seront tenus, en entrant, de mouiller leurs mains et leur visage avec ce liquide, dont quelques gouttes seront jetées sur les habits.

Si l'on habite une maison moins opulente, il sera toujours essentiel de placer un semblable vase près de la porte d'entrée, et l'on fera de semblables arrosages dans le couloir et dans les escaliers qui conduisent aux appartemens. Il faudra asperger les hommes ou les choses venant du dehors avec de l'eau chlorurée, ou bien les tenir enfermés pendant une heure dans une pièce fréquemment arrosée, soit avec de bon chlorure de chaux étendu d'eau, soit avec du chlorure d'oxide de sodium, que j'ai toujours préféré aux autres chlorures désinfectans dont j'ai fait connaître les propriétés, parce que lui seul jouit de la faculté de se conserver indéfiniment sans s'altérer, même en voyageant dans les contrées les plus éloignées, et que son action sur la peau, loin d'être irritante et nuisible (aux doses indiquées), lui donne de la fraîcheur, et la conserve exempte de boutons et de rougeurs.

Si la maladie décime la population, il sera prudent de s'éloigner des lieux de rassemblement ; il faudra rester chez soi sous l'influence du chlorure, pour éviter l'absorption miasmatique, et suivre les règles d'hygiène qui prescrivent la tempérance, la propreté, et une alimentation suffisante et salubre.

J'ai exposé dans cette instruction les moyens que je crois nécessaires pour se préserver, chacun en particulier, des maladies miasmatiques, parce que l'autorité veille sur la santé de tous; mais il est urgent de la seconder dans ses bienveillantes mesures, en entretenant la propreté des maisons et des rues au moyen de fréquens lavages : et si c'est un devoir dans tous les temps, à plus forte raison doit-on le faire dans un moment où une affection grave sévit avec violence, et où la désolation et la misère accablent les peuples.

Résumé général.

Nous nous servirons pour le faire des faits consignés dans les divers chapitres de cette brochure, et dans les ouvrages parus jusqu'à ce jour sur cette matière.

1° C'est dans l'Inde britannique, au milieu du delta du Gange, que le choléra-morbus a pris naissance.

2° Les caractères principaux sont des crampes et des contractions violentes des extrémités, des vomissemens et des déjections d'un fluide prodigieusement abondant, des douleurs atroces de l'épigastre, l'inflammation de l'estomac et des intestisn et la production d'une substance argileuse qui est expulsée par le vomissement et déposée par le fluide séreux des déjections.

3° L'irruption du choléra, sa transmission et sa propagation sont soumises à des conditions analogues à celles qui favorisent ou repoussent l'importation, le développement et les progrès des autres maladies contagieuses.

4° Comme elle est originaire de la zone torride, une température chaude est l'une des lois auxquelles est soumise l'existence du choléra pestilentiel. Le froid de l'hiver la fait cesser entièrement ou l'endort; cependant il est prouvé par l'exemple de la Russie que son germe peut conserver son activité par l'effet d'une température artificielle, telle que celle qui est produite par les poêles, les fourrures, etc.

L'humidité de l'atmosphère n'est point une des conditions du choléra, car il exerce ses ravages au milieu des sables de l'Arabie, comme dans les îles de l'Océan indien.

5° Il n'est point arrêté par l'élévation des lieux, et les localités ne semblent exercer aucune puissance sur son importation et son développement.

6° Il ne fait aucune différence entre les diverses races d'hommes qu'il attaque, et il prend ses victimes dans tous les rangs.

7° Les prédispositions individuelles qui en favorisent l'invasion sont, comme dans les autres maladies pestilentielles, tout ce qui, dans le régime, l'âge, le sexe, les habitudes et la constitution facilitent l'absorption du principe contagieux et lui permet d'exercer son action meurtrière.

8° Les circonstances de sa prodigieuse extension sont tout-à-fait inconciliables avec l'idée d'une affection locale, d'une cause épidémique ayant l'air atmosphérique pour moteur. Elles établissent, au contraire, que le cholera se transmet par les communications avec les personnes qui en ont reçu le germe et par le contact des choses qui le recèlent. Elles prouvent qu'il se propage exclusivement dans les lieux où s'opèrent ces communications ; que pour en garantir les individus, il suffit de leur séquestration, même dans un lieu environné de personnes atteintes de ce mal redoutable, et que, pour en préserver une ville, il faut seulement lui interdire toute communication avec les pays infectés.

Il suit de là que, puisque le choléra se propage à peu près comme la peste et la fièvre jaune, c'est-à-dire par contagion, les mêmes mesures sanitaires qui en arrêtent la propagation doivent servir de barrière à ce fléau.

9° Les moyens curatifs qu'on oppose à son invasion sont très-multipliés; mais ils sont empiriques, incertains, et le plus souvent inefficaces. On obtient, au contraire, constamment le plus heureux succès des précautions sanitaires, qui en préviennent l'irruption ou qui en empêchent les progrès.

10° La mortalité produite par le choléra varie beaucoup selon les temps et les lieux; il ne fait presque jamais périr moins d'un tiers des malades; généralement il en enlève plus de la moitié, et assez souvent les trois cinquièmes, les deux tiers, ou même les six septièmes.

Le nombre des femmes qui succombent à la maladie ne s'élève guère qu'au quart de celui des hommes.

11° La rapidité des progrès du choléra est beaucoup plus grande que celle d'aucune contagion dont les hommes aient gardé la mémoire : en neuf mois il a traversé la presqu'île de l'Inde, en suivant une ligne de trois cents lieues; en deux ans et demi il a envahi la Chine; en six mois il a traversé l'empire russe, sur une étendue de sept cents lieues; depuis les provinces Caspiennes au-delà du Caucase jusqu'aux provinces Baltiques.

12° Il a été transporté à travers divers pays par les communications commerciales, par les caravanes.

13° Les progrès du choléra ont eu lieu par une suite d'irruptions dont le nombre, de 1817 à 1830, peut être porté à 656.

14° Il n'y a que la peste noire qui pénétra en France en 1348, qu'on peut comparer au choléra-morbus par l'étendue et la durée de ses ravages.

On sait que cette peste fit périr en seize années les quatre cinquièmes des habitans de l'Europe.

15° En supposant que la contagion ne s'avance à travers l'Europe occidentale qu'avec la même vitesse qu'elle a eue en Russie, elle peut pénétrer jusqu'aux bords du Rhin en un mois et demi de temps.

16° Il faut reconnaître néanmoins que le choléra ne se contractant que par des communications qu'il n'est pas impossible à la prévoyance humaine de prévenir, de restreindre ou d'empêcher, ce fléau est moins redoutable que s'il avait pour cause, comme on l'a dit, un principe délétère existant dans l'air atmosphérique.

Mais telles sont dans les contrées civilisées de l'Europe, la densité de la population des campagnes et l'agglomération de celle des villes, que si le choléra, après avoir pénétré en Prusse, continue sa marche dans l'empire d'Autriche, on doit craindre que le reste de l'Europe ne puisse échapper à ses ravages.

Espérons que les sages mesures prises par le gouvernement français, et dont il s'occupe journellement, nous mettront à l'abri de pareils fléaux.

Observations de l'Éditeur.

D'après tout ce qui précède on peut admettre deux faits bien constans : le 1er, c'est que le choléra-morbus ne s'arrête point dans sa marche, et qu'il menace d'envahier le reste de l'Europe en frappant, par milliers, des victimes dont le nombre varie de la moitié au tiers; le 2e, c'est que presque partout on s'est laissé surprendre par ce cruel fléau, et que les mesures sanitaires qu'imposaient à la fois l'intérêt personnel des souverains et celui de l'humanité n'ont été prises presque nulle part ou l'ont été trop tardivement.

Un pays cependant a fait exception à cette règle, c'est la Prusse. D'après les renseignemens positifs transmis par des autorités respectables, on sait qu'à Berlin et les environs tout y est organisé, que toutes les mesures d'ensemble et de détail y sont prises, comme si le choléra-morbus devait y exercer au premier jour ses ravages. Ainsi, dans ces localités, un hôpital ou une maison qui doit en tenir lieu, est choisi pour recevoir les cholériques; les médecins chargés de les soigner sont désignés; le service des médicamens est assuré, soit pour leur choix, soit pour leur quantité; enfin on a été jusqu'à engager d'avance les hommes de peine qui doivent enterrer les morts. Une commission sanitaire dirige avec zèle ces tristes préparatifs, et elle est en rapport avec les hommes de l'art qui la secondent, en répandant les instructions rédigées par la commission, pour prévenir ou pour guérir le mal. Cette prévoyance portera ses fruits, et elle a un double but aussi moral que politique: le premier, c'est de préparer peu à peu l'esprit des masses à l'approche de ce fléau, de les accoutumer à l'idée terrible de ses effets, à la nécessité de suivre rigoureusement les avis des médecins; le deuxième, qui n'est qu'une suite du premier, c'est d'éviter des émeutes comme celles qui ont eu lieu à St-Pétersbourg; d'empêcher que l'action de l'autorité locale soit méconnue, et tous les excès que peut commettre une population livrée à un désespoir d'autant plus affreux qu'il naît, soit du mal que l'on souffre personnellement, soit de la vue horrible que présente le spectacle de ceux qui en sont attaqués, puisque quelques heures de souffrance suffisent pour que le père ne reconnaisse plus les traits de son fils, la femme ceux de son mari, etc., etc.

Espérons que la France ne sera pas la dernière à imiter ce bon exemple, et que Paris, sa capitale, présentera sous peu une organisation complète qui mettra largement à la disposition de ses habitans toutes les ressources sanitaires et servira de modèle aux villes des départemens.

Nous désirons que l'autorité prenne si bien ses mesures, que, profitant de la division de Paris en 48 quartiers, elle crée d'abord dans chacun de ces quartiers une commission sanitaire qui se mette en rapport avec la *commission centrale*, déjà en fonctions au ministère du commerce et des travaux publics; avec le *conseil de salubrité* établi auprès de la Préfecture de police et avec les 48 commissaires de police (1);

Que des hôpitaux centraux et des succursales

---

(1) Nous apprenons que l'autorité vient de prendre une mesure semblable.

soient choisis en nombre suffisant pour satisfaire aux besoins des 48 quartiers;

Que des médecins dont la science, le zèle et le dévouement seront si utiles en cette circonstance, soient désignés et inscrits sur une liste, pour qu'on soit certain que le nombre est suffisant, et que les remèdes seront administrés en temps utile;

Que les pharmacies des hôpitaux et les pharmacies particulières soient approvisionnées, au grand complet, des principaux remèdes dont l'usage est le plus répandu;

Que l'on veille surtout à ce que la cupidité ne profite pas de semblables circonstances pour porter à un taux excessif le prix des médicamens;

Qu'une instruction pratique, rédigée par ceux qui ont le plus et le mieux étudié cette maladie, soit répandue à profusion et indique ce qu'il faut faire, d'abord pour prévenir la maladie, ensuite pour la guérir;

Qu'une autre instruction soit préparée d'avance par l'autorité militaire, pour les cas où la présence de la maladie ferait naître des émeutes dans quelques localités. L'ordre doit se rétablir sans mettre en contact un trop grand nombre de personnes, et sans exposer tel quartier à gagner la contagion qu'il n'aurait pas.

Que tout ce qui a rapport aux sépultures soit également bien combiné et arrêté.

Que l'on sache d'avance ce que l'on fera des vêmens et des dépouilles des morts;

Qu'enfin les procédés sanitaires pour purifier l'air des maisons, des rues, des places publiques, soient mis en pratique dès que le danger approchera.

De telles mesures ne sont bien indiquées que lorsqu'on les médite avant l'explosion du mal; il est trop tard d'y songer lorsqu'il commence ses ravages ; et quelque dévoué que l'on soit au bien public, il est difficile, au milieu de pareilles calamités, de conserver assez son sang-froid pour se livrer avec toutes ses facultés à un travail où chaque indication que l'on donne a tant d'influence sur le sort et la vie de ses concitoyens.... Ne vaut-il pas mieux supporter la *peur du mal*, dont on ne meurt guère, que d'être pris au dépourvu ?

On ne saurait se mettre trop en garde contre un ennemi qui marche aussi vite que le vent, et qui ne vous donne pas le temps de vous reconnaître. Lorsque toutes les précautions sont prises, ceux qui vous entourent peuvent venir instantanément à votre secours, et cette idée suffit pour retremper le moral des personnes faibles et diminuer beaucoup l'intensité du mal.

Ceux qui liront ce résumé avec quelque attention, les chefs de famille appelés à veiller à la santé des leurs, remarqueront qu'il est toujours prudent d'avoir chez soi une provision plus ou moins considérable des médicamens énumérés ci-dessous pour éviter d'être pris au dépourvu. Ce sont ceux dont l'application est la plus générale, soit dans tel cas, soit dans tel autre, et que le médecin sera bien aise d'avoir sous sa main. Ils n'occasioneront pas une grande dépense, et chacun pourra les réunir et les conserver dans un endroit de sa maison.

1° Fleur de sureau.
2° Fleur de tilleul.
3° Fleur de camomille.
4° Fleur d'oranger.
5° Mélisse.
6° Menthe poivrée.
7° Tamarin.
8° Racine du Brésil.
9° Têtes de pavot blanc.
10° Opium liquide.
11° Opium par grains.
12° Éther sulfurique.
13° Camphre.
14° Esprit de vin camphré.
15° Huile ordinaire.
16° Huile de cannelle.
17° Rhubarbe (paquets divisés en grains).
18° Teinture aqueuse de rhubarbe.
19° Ammoniaque liquide.
20° Sous-nitrate de bismuth.
21° Calomel.
22° Moutarde en poudre pour les sinapismes.
23° Corne de cerf. } pour lavemens.
24° Amidon. }
25° Sangsues dans une bouteille pleine d'eau, et qu'on renouvelle tous les jours.

Objets qu'il faut avoir chez soi.

Une baignoire toute prête.
Des flanelles pour frictions,

Nous pourrions terminer ce travail (que nous n'avons entrepris que dans l'espoir d'être de quelque utilité, en réunissant une masse de faits dans un même cadre) par quelques considérations d'économie politique, et examiner si la cause de l'humanité n'exigerait pas que tous les gouvernemens s'entendissent pour mettre fin aux ravages du choléra. La première nécessité des nations n'est-elle pas d'exister? Ne laisse-t-on pas le germe de la mort s'enraciner et se développer au quatre coins de l'Europe? Des conquêtes!.... Mais quelques lieues carrées de terrain, une fois conquises, suffisent à peine pour enterrer les cadavres des vainqueurs; si on échappe au fer meurtrier de l'ennemi, on est la proie de cette peste importée d'Asie, et qui menace nos frontières.... C'est au milieu de semblables calamités qu'on met en première ligne les intérêts politiques; on tient des congrès pour se disputer 100 lieues carrées, et les cabinets ne peuvent pas s'entendre pour conserver la vie à des milliers d'hommes!.... Nous nous arrêtons; cette cause demanderait une voix plus forte et une plume plus éloquente que la nôtre pour la défendre, et pour que nous pussions avoir l'espoir de nous faire entendre. Bornons-nous à souhaiter que ce fléau ne nous atteigne pas, qu'il ne décime pas l'Europe et qu'il ne recule pas d'un siècle les progrès de la civilisation, ainsi que l'a fait la peste noire.

Pour ceux de nos lecteurs qui n'ont pas une idée bien précise des ravages qu'a exercés cette peste, nous donnerons ici la notice qu'un journal quotidien a publiée, et qui termine le triste tableau que nous avons esquissé dans cette brochure.

De la peste noire du XIVe siècle.

Ce n'est pas la première fois que l'Europe a été menacée et envahie par un fléau non moins désastreux que la guerre et la famine; les ravages causés par la peste noire du XIVe siècle furent terribles, et ce qu'on nous dit de la marche dévorante du choléra-morbus oriental est peu de chose en comparaison de ce que les historiens nous ont transmis sur la férocité de la peste noire de cette époque. Les documens sur cette maladie publiés par M. de Zach, et qui sont peu connus, nous ont paru pouvoir intéresser nos lecteurs.

« Ni les historiens ni les médecins de ce temps n'ont parlé avec connaissance de cause de ce terrible fléau ; la raison en serait-elle, dit M. de Zach, que les historiens, les chroniqueurs, les médecins et les chirurgiens ont péri ? Les détails qu'ils donnent sont tirés d'une vieille chronique russe trouvée par un de ses amis pendant son séjour dans l'intérieur de ce pays. Cette horrible maladie aurait été apportée en Moscovie par les Mongols et les hordes tartares de l'Asie, qui ont conquis et subjugué la Russie ; en 1351, elle s'est repandue dans tous les pays; la mortalité était énorme et générale: les villes et les campagnes furent dépeuplées. Dans la ville de Pleskow, qui fut trois fois le foyer de l'épidémie, on déposa jusqu'à trente cadavres pendant chaque nuit aux portes des églises. Le signe mortel était un *crachement de sang*. En 1364, il ne restait plus que 15 habitans dans la ville de Smolensk, alors immensément peuplée; dans les villes de *Gluchow* et *Balesow* pas une ame; *Novogorod*, *Kasan*, *Twer*, *Moscou*, etc., furent dépeuplées; la maladie se répandit dans tous les pays. En 1365, les malades, suivant l'auteur de la chronique de Pleskow, étaient couverts de tumeurs, de bubons, ce qu'on n'avait pas remarqué dans les irruptions précédentes. Une famine générale mit le comble à cette épouvantable calamité et engendra de nouvelles maladies. Une quantité d'animaux carnassiers parcouraient les villes et les campagnes dévastées par cette maladie, qui exerça ses ravages pendant plus de 30 ans. Dans plusieurs lieux, la moitié; dans d'autres, les trois quarts de la population avaient été enlevés; dans de plus malheureux toute la population avait disparu. Mais ce n'était pas la Russie seule qui fut le foyer de cette épouvantable épidémie: elle pénétra en Turquie, en Allemagne, en Suède, en France, en Angleterre, en Italie, enfin dans toute l'Europe, des millions d'hommes périrent misérablement. Ces maux étaient tels qu'on ne peut les comparer qu'à ceux d'un déluge universel. En Allemagne, il mourut en deux ans 1,200,000 ames; à Bâle, dans une seule année, il y eut plus de 12,000 morts. On estimait que le tiers de la population avait péri en Suisse. A Strasbourg, on enterra dans une seule année 26,000 morts; à Vienne, pendant une demi-année, tous les jours 900 à 1000; à Lubeck, d'un vêpre à l'autre, 1700; à Erfurt, 2000 par jour; à Munster et à Osnabruck il n'y restait plus d'habitans pour enterrer les morts.

En Angleterre, cette maladie se développa en 1348 d'abord dans les ports de mer; le 1er novembre de cette même année, les premiers symptômes parurent à Londres. Dans une seule année on enterra plus de 50,000 personnes dans le seul cimetière des moines de Cîteaux. Tous les autres cimetières étaient remplis; on ne savait plus où mettre les morts. Lord Walther Manny acheta et fit bénir un grand champ par l'évêque de Londres; dans ce nouveau cimetière, entre la *Chandeleur* et Pâques, en 1349, on enterra plus de 200 morts par jour. De l'Angleterre, cette épidémie en 1360 passa en Suède, où, selon les historiens, il mourut dans cette seule année 466 prêtres. Haller, dans un mémoire sur une épidémie développée dans le canton de Berne en 1762, parle de cette peste de Suède de l'an 1357, et évalue au tiers des habitans le nombre des individus qui succombèrent.

La France ne fut pas épargnée : Guy de Chauliac estime que le quart de la population de France fut enlevé. A Paris on enterra pendant plusieurs semaines plus de 500 morts par jour. La ville de Marseille était toute déserte, il n'y restait plus ame vivante.

En Italie, cette contagion ne sévit pas avec moins de rigueur; on en a des détails minutieux, car ce pays était en ces temps-là dans un état de civilisation et de culture plus grand que le reste de l'Europe. Boccace, dans son *Decamerone, giornata I*, a donné une description sublime de cette maladie. Il assure qu'à Florence, du mois de mars au mois de juillet, plus de 100,000 habitans avaient péri. *Agnalo di Tura*, dans sa *Cronica sanesse*, rapporte qu'à Sienne il mourut en 5 mois 80,000 hommes; lui-même enterra 5 de ses fils. *Bartolomeo della Pugliola* raconte que plus de 550,000 hommes avaient péri en Sicile, et qu'on avait rencontré en pleine mer des vaisseaux richement chargés, dont les équipages étaient morts. Entre autres écrivains qui ont été témoins des ravages de cette maladie, nous citerons encore Pétrarque, qui a écrit une lettre touchante sur la mort de la belle Laura, qui fut elle-même victime de cette terrible épidémie. Cette peste fit encore plus de ravages en Asie et en Afrique, et surtout en Égypte, qu'en Europe. Les historiens chinois rapportent qu'en 1334, sous le règne de *Thouan-Témur*, appelé par les Chinois *Chunti*, 2,270,000 familles périrent, c'est-à-dire plus de 13 millions de personnes.

» Quant aux symptômes et aux caractères de la maladie, voici ce que dit à ce sujet M. de Zach, d'après les auteurs qu'il a consultés : « Elle (cette » peste) se distinguait de la peste du Levant en ce » qu'elle était d'une espèce inflammatoire, *tandis » que la peste de l'Orient est un typhus, un genre » de fièvre putride.* »

Pour l'ordinaire, elle s'annonçait par un frisson qui passait à la chaleur, avec des douleurs poignantes dans les épaules et le long du dos. Si le second jour le malade vomissait le sang, il mourait le troisième. Quelques jours après le décès, toute la surface du corps devenait noire comme du charbon; c'est de là que les Allemands lui ont donné le nom de *Schwarzer Todt*, mort noire. Les symptômes de la maladie variaient avec les lieux, et dans les mêmes lieux avec le retour de la maladie. Des douleurs de poitrine, des tumeurs au cou, au-dessous des aisselles, aux aines, la langue noire, l'haleine infecte, des crachemens de sang, l'insomnie, le délire jusqu'à la frénésie et la fureur, étaient les symptômes ordinaires de cette affection.

Les médecins ne savaient quels remèdes administrer. On essaya tout, jusqu'à proposer les plaisirs, le libertinage et la débauche. La peur même avait à la fin disparu : *Mentes stupore induruerant*, dit Otton d'Arezzo. Personne ne travaillait; on mangeait, on buvait, on jouait, on s'étourdissait, on se noyait dans tous les genres de plaisirs. Tout sentiment moral était éteint; l'égoïsme le plus révoltant avait remplacé toutes les affections douces, on était tombé dans une apathie, une insensibilité et même une brutalité extraordinaires. Le délire fut porté au point que les pauvres accusèrent les riches de ces malheurs; le fanatisme remplaca cette espèce d'insensibilité : on accusa les juifs d'avoir empoisonné des puits et des fontaines; on en fit périr beaucoup et par le fer et par le feu. A Strasbourg, à Spire, à Worms, Oppenheim, Mayence, Bâle, Berne, Zurich, etc., une foule de ces malheureux, malgré la résistance courageuse de quelques magistrats, furent livrés aux bûchers ; d'autres, à Eslingen, se donnèrent la mort. La frayeur de tant de maux donna naissance à un genre de pénitence inconnu jusqu'alors : ce fut de se fouetter publiquement avec des disciplines garnies de nœuds et armées par le bout de pointes de fer (1). Ces *flagellans* ou *battus* parurent principalement en Allemagne, en Lorraine, en Flandre et en Hainaut. Le roi de France ne voulut pas que cette secte pénétrât dans le royaume, d'après l'avis de la faculté de théologie de Paris. »

Carte descriptive.

Nous joignons à cette brochure la carte qui indique la marche du choléra-morbus, depuis l'Inde jusqu'en Europe, marche commencée en 1817, et qui dans l'espace de 14 ans, quoique interrompue, a été assez prompte pour arriver à Vienne (en Autriche) après avoir fait franchir à la maladie un espace immense.

Sur cette carte les lignes ponctuées indiquent la marche générale de la maladie et les excursions qu'elle a faites à droite et à gauche de la ligne principale. Pour la faire ressortir on l'a distinguée par un filet rouge.

---

(1) Voyez *Chronique de saint Thiébaut à l'an* 1349.

Le liséré vert cerne la partie du monde connue sous le nom d'Asie.

Le liséré jaune cerne l'Afrique.

Et le liséré bleu l'Europe.

Des flèches indiquent les points de départ, et dans quel sens a marché le choléra.

Le noms des villes envahies par la maladie sont gravés avec des caractères qui les font ressortir à l'œil, et à côté ou sous les noms se trouve l'indication des années où la contagion s'est manifestée.

L'orthographe de quelques-uns de ces noms diffère un peu de celle du texte. Il devient inutile d'en expliquer les motifs. Il sera facile maintenant de suivre sur cette carte l'itinéraire et les descriptions que nous avons donnés ; et en faisant de tels rapprochemens on ne pourra que gémir sur ce que la science, malgré tous ses efforts, n'a pu jusqu'à présent parvenir à indiquer un moyen certain d'arrêter le choléra ou au moins à s'en mettre à l'abri.

Parmi les cartes parvenues à notre connaissance, une présente la même étendue de pays, mais à une plus petite échelle; une autre carte offre une plus grande échelle, mais sa surface est dans des limites plus restreintes. Nous avons cherché dans celle-ci à réunir l'avantage d'une grande échelle appliquée à l'étendue du pays qui nous était nécessaire, pour que les points extrêmes situés au nord, à l'est, au sud et à l'ouest, et qui marquaient les *limites* atteintes par le choléra, fussent désignés.

Depuis l'époque où la carte est achevée, ces limites ont été dépassées, puisqu'il n'est que trop vrai que la contagion a atteint Saint-Pétersbourg, et qu'elle est aux portes de Vienne.... Dieu veuille qu'elle s'arrête là, et que les mesures sévères prises par notre gouvernement sauvent la France de ce fléau !

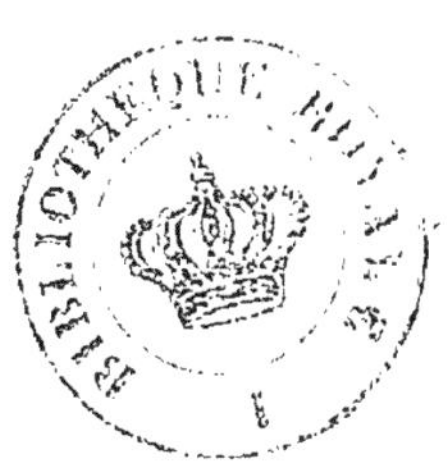

Imprimerie d'EVERAT, rue du Cadran, n° 16.

www.ingramcontent.com/pod-product-compliance
Ingram Content Group UK Ltd.
Pitfield, Milton Keynes, MK11 3LW, UK
UKHW012227240726
13966UKWH00003B/985